唾液のチカラ QA

小川郁子　北川雅恵
広島大学病院　口腔検査センター

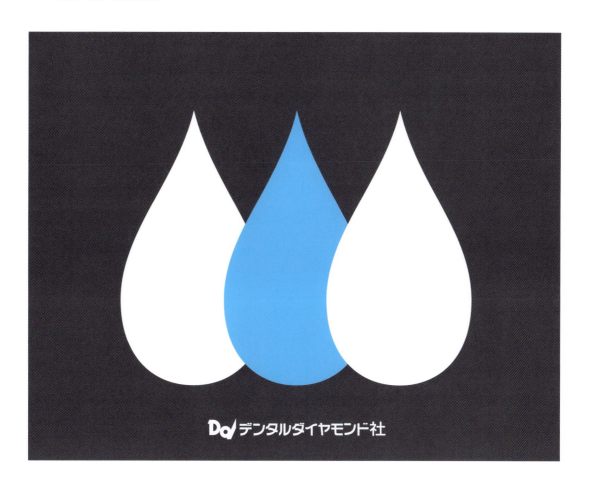

デンタルダイヤモンド社

はじめに

　私たちの身体の中では、いろいろな液体が作られています。代表的なものは血液で、その大切さは誰もが知っています。また、涙は美しいものの代名詞としても使われています。それでは、唾液はどうでしょうか。血液を原料とし、涙を作る涙腺と似た構造をもつ唾液腺で作られているにもかかわらず、これまで「汚い」、「くさい」、「気持ち悪い」など、邪魔者のようなイメージをもたれてきました。

　しかし、いま、唾液は大きな脚光を浴びています。

　毎日の生活で“食べる喜び”、“会話する楽しみ”を感じ、健康で、心豊かな生活を送るために、唾液はなくてはならないものであることを、多くの人が理解するようになってきました。唾液の重要性を知っている歯科医療者にとってはうれしいことですが、唾液は大切なものであることが広く認識されるようになった大きな理由が、ストレスに晒される生活、人口の高齢化や有病者の増加に伴い、唾液が少なくなることで生じる症状に悩む人が増加しているという喜べない状況の結果でもあります。

　高齢者の死亡の大きな原因となっている誤嚥性肺炎では、肺の中に口腔内細菌が高率に検

出されることから、口腔内細菌の増加がリスクファクターのひと
つとして挙げられています。口腔の環境をよい状態に保つこと
がその予防に繋がり、唾液も口腔環境の維持に重要な役割を
果たしていることは、医師や看護師の常識となっています。
また、唾液は、口腔の疾患であるう蝕や歯周病の状態
とリスクを、客観的に評価する検査の材料としても利
用されています。さらに、唾液は血液と比べて採取
が容易であることから、血液の代わりに体質や口
腔以外の病変のリスク判定、診断に利用する試
みも進められています。

日常の歯科臨床では、唾液は身近な存在
です。本書では、唾液と唾液腺のことを正
しく理解して知識を整理し、それをもと
に唾液を用いる検査、唾液の減少による
ドライマウス（口腔乾燥症）への対処が
適切に行えるよう、また、唾液腺の病変
についてもQ&A形式で解説しています。
本書が、みなさんの日常の口腔ケアや
口腔衛生指導、そして患者さんに唾液の
大切さを伝えるお役に立てば幸いです。

2017年3月

小川郁子

唾液の
チカラとは

　本書では、唾液についての知識を整理し、日常臨床の場で使いやすいように3つの章に分け、Q&A形式で解説しています。

　まず1章「総論」では、唾液腺と唾液についてまとめました。唾液腺には3対の大唾液腺（耳下腺、顎下腺、舌下腺）と、口腔粘膜に分布する多数の小唾液腺があります。1日に分泌される唾液の量は約1〜1.5Lで、その多くは大唾液腺、とくに耳下腺と顎下腺から分泌されています。分泌量には変動があり、飲食時に多く、睡眠時には非常に少なくなります。緊張、イライラや不安などの精神状態も、唾液量に影響を与えます。

　唾液はほとんどが水分で、咀嚼や嚥下、味覚にかかわっていて、食べ物をおいしく食べるために働いています。また、水分は乾燥を防いだり（保湿作用）、粘膜や歯の表面を洗い流す（自浄作用）などの働きも持っています。さらに、唾液には歯や粘膜を守る抗菌作用、緩衝作用、再石灰化作用などに関係するさまざまな物質が溶け込み、口の環境や機能を保つ重要な役割を担っています。

　2章では、唾液が減少する「ドライマウス（口腔乾燥症）」について詳しく説明しています。ドライマウスの患者さんはわが国で800万人以上と推定され、どの歯科医院でもその悩みを抱えている患者さんが来院しているのではないでしょうか。

　ドライマウスは、自己免疫疾患（自分の免疫系が自分自身の組織を攻撃する）であるシェーグレン症候群、糖尿病などの全身疾患、薬の副作用、咬合異常や精神的な要因など、多くの原因があります。高齢化や全身疾患を有する人の増加、ストレスの多い生活など、わが国の現状を考えると、ドライマウスの患者さんはますます増加することが懸念されています。

　唾液量が減ると唾液の機能が十分発揮されなくなり、さまざまな不快な症状

やう蝕、歯周病の増加や進行などにより、口腔環境の悪化が生じます。ドライマウスを早期に見つけるためには、症状を知り、正しく診断するための検査方法を身につけておくことが必要です。そして、原因に合った治療法を行うことで、症状を改善・軽減することができます。また、口腔リハビリテーションとして用いられる唾液腺マッサージや口腔筋機能療法も、唾液分泌を促す一助となります。

　最後の3章では、唾液を用いる「検査」を紹介し、唾液腺に起こる「病気」を概説しています。

　唾液は、量や緩衝作用、その中に含まれるう蝕原性菌の多さを調べることで、う蝕のリスクを評価するために用いられています。市販の検査キットを使い、チェアーサイドで簡単に検査できます。結果は患者さん個々のいまの状態を表し、う蝕の予防や治療計画を立てるために欠かせない資料となります。また、唾液は歯周病の評価にも用いることができ、メインテナンス時のモチベーションの維持にも役立ちます。

　最近では、う蝕や歯周病、口腔の清潔度に関する項目を同時に測定できるシステムも市販されています。さらに、唾液には血液中の成分も含まれるため、ストレスの評価に用いたり、生活習慣病やさまざまな疾患のリスク評価に利用したりする試みもなされています。

　唾液腺自体の病気としては、シェーグレン症候群のほかにおたふくかぜ、嚢胞や腫瘍があります。まれですが、悪性腫瘍も発生し、命にかかわることもあります。

　本書は全部で50のQ&Aで構成されています。自分の興味のあるところや疑問をもっているところ、わからないところを探して、気軽に読んでいただければと幸いです。

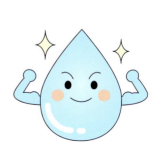

CONTENTS

はじめに ……………………………………………………… 02

唾液のチカラとは ………………………………………… 04

1章 総論 …………………………………………………… 09

Q01 唾液腺はどこにあるの？ … 10

Q02 唾液はどこに出ているの？ … 12

Q03 唾液腺はいつごろから作られるの？ … 13

Q04 咀嚼は唾液腺の成長に影響を与えるの？ … 14

Q05 唾液はどれくらいの量が分泌されているの？ … 16

Q06 唾液の由来って？ … 18

Q07 唾液に種類があるって本当？ … 19

Q08 唾液の成分とその役割は？ … 21

2章 ドライマウス ………………………………………… 23

Q09 ドライマウスってどんな病気？ … 24

Q10 ドライマウスの原因は？ … 27

Q11 ドライマウスの検査は？ … 29

Q12 シェーグレン症候群とは？ … 32

Q13	「シェーグレン症候群かも？」と思ったら、どうする？	34
Q14	一般歯科で行うシェーグレン症候群の検査とは？	35
Q15	唾液量が低下していたらどうするの？	37
Q16	シェーグレン症候群患者への歯科的対応は？	39
Q17	薬剤性ドライマウスとは？	42
Q18	降圧薬によるドライマウスとは？	43
Q19	アレルギー治療薬によるドライマウスとは？	44
Q20	精神や中枢神経の治療薬によるドライマウスとは？	46
Q21	全身の状態とドライマウスの関係は？	47
Q22	咬合異常によるドライマウスとは？	51
Q23	口呼吸によるドライマウスとは？	53
Q24	唾液分泌の日内変動とは？	55
Q25	ドライマウスの治療方法は？	56
Q26	唾液腺マッサージのポイントは？	60
Q27	MFTは唾液分泌に有効なの？	62
Q28	噛みごたえと唾液分泌の関係は？	64

3章 唾液と検査、疾患 67

Q29	唾液とう蝕原性菌との関係は？	68
Q30	唾液と歯との関係は？	70
Q31	唾液を用いるう蝕活動性検査とは？	73

Q32	う蝕活動性検査で注意することは？	74
Q33	緩衝作用の測定にはどんな方法があるの？	75
Q34	細菌の測定にはどんな方法があるの？	78
Q35	唾液と歯周病の関係は？	81
Q36	唾液とプラーク形成・成熟の関係は？	82
Q37	唾液と歯石の関係は？	84
Q38	口呼吸と歯肉炎、歯周炎の関係は？	85
Q39	唾液を用いる歯周病の検査とは？	86
Q40	唾液と口臭の関係は？	88
Q41	唾液腺に発生する病気にはどんなものがあるの？	90
Q42	唾液腺の炎症にはどんな病気があるの？	91
Q43	唾石症ってどんな病気？	94
Q44	唾液腺の嚢胞はどうしてできるの？	95
Q45	唾液腺の腫瘍にはどんなものがあるの？	96
Q46	唾液を用いる多項目口腔検査とは？	98
Q47	唾液でできるストレス検査にはどんなものがあるの？	100
Q48	唾液でできる遺伝子検査とは？	103
Q49	唾液で病気の診断ができるの？	105
Q50	私たちと唾液の今後の展開は？	106

おわりに ……………………………………………………… 107

Saliva

1

総論

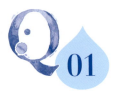
唾液腺はどこにあるの？

A 唾液腺は、その大きさから大唾液腺と小唾液腺とに分けられます。大唾液腺は、左右対称に1つずつある耳下腺、顎下腺、舌下腺の3種類です（**図1**）。耳下腺が最も大きく、成人では約15〜30g（さといも1個くらいの重さ）、顎下腺は約7〜15g、舌下腺は約5gです。耳下腺は、耳の前下方の頰部の皮膚の下にあり、おたふくかぜで腫れるところです。逆三角形の形をしています。顎下腺はクルミに似た形で、顎角部とオトガイ部の間で下顎骨内面の軟らかい部分（顎下三角部）にあります。舌下腺はその前で、口腔に近い部分、口腔底の粘膜のすぐ下にあります。

小唾液腺は、口のなか全体で約500〜1,000個もあり、米粒〜小豆大で、粘膜の結合組織や筋肉内に含まれています。分布する部位によって、口唇腺（上唇腺、下唇腺）、舌腺（前舌腺、後舌腺、エブネル腺）、頰腺、口蓋腺と、下顎第2大臼歯あるいは第3大臼歯の後方（臼後三角）にある臼後腺という名前がつけられています。歯肉と硬口蓋前部には唾液腺はありません。

◎臨床に活かしてほしいポイント

唾液の分泌を促す唾液腺マッサージは、大唾液腺の部分を掌や指でマッサージします。大唾液腺の正しい位置を知っておくことが大切です。

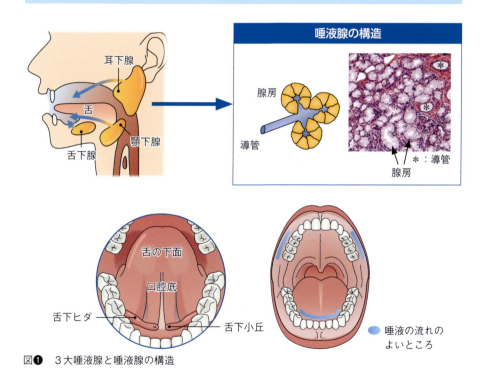

図❶ 3大唾液腺と唾液腺の構造

唾液はどこに出ているの？

　唾液腺は、唾液を作る腺房とそれを口腔内まで運ぶ導管から構成されています。耳下腺の導管（ステノン管）は、上顎第2大臼歯部の頬粘膜に開口し、耳下腺乳頭と呼ばれます。顎下腺の導管（ワルトン管）は、舌の下の中央部の舌下小丘と呼ばれる部分に開口しています。口腔に開口する導管は耳下腺と顎下腺ではそれぞれ左右に1本だけですが、舌下腺の導管は複数あり、ワルトン管に合流したり、独立して舌下小丘に開口するのに加えて、小舌下腺管（リビヌス管）として口底粘膜の舌下ヒダに沿って開口しています（Q01図1）。患者さんが口を開けたときに舌下部から唾液が噴き出すことがありますが、それは顎下腺と舌下腺から分泌された唾液です。

　小唾液腺は、それぞれが短い導管をもち、表面を覆う口腔粘膜に唾液を分泌しています。

　大唾液腺からの唾液は、咀嚼、酸味やおいしいと感じるなどのいろいろな分泌刺激によって反射的に量が増加するのに対して、小唾液腺は持続的に少量の唾液を分泌しているといわれています。

◎**臨床に活かしてほしいポイント**

　大唾液腺の開口部に近い歯面は、唾液の流れがよく、唾液による再石灰化も生じやすい部分になります（Q01図1）。一方で、歯垢が石灰化して歯石になりやすいところでもあります。歯科治療では患歯を唾液から隔離する必要があり、ロール状の綿やガーゼを用いる簡易防湿を行う場合があります。耳下腺、顎下腺と舌下腺の導管の開口部に置いて、唾液をしっかりと吸い取ることが大切です。口に分泌された唾液には細菌が混入します。簡易防湿では完全に唾液を除くことはできませんから、歯内療法など無菌操作が必要な場合にはラバーダムを用い、唾液による汚染を防ぎます。

Q03 唾液腺はいつごろから作られるの？

A 唾液腺は、胎生期の早い時期からすでに作られ始めます。最も早いのは耳下腺で、胎生約6週ごろから、次いで顎下腺（約7週）、舌下腺（約8週）の形成が開始し、口の粘膜上皮が唾液腺の位置まで深く入り込むことによって"唾液腺の原器（芽）"ができます（**図1**）。

胎生期の間に唾液腺は原器から腺房や導管が分化し、唾液を産生して分泌する機能を発揮するようになり、新生児でも唾液の分泌がみられます。唾液の量は生後3～4ヵ月から徐々に増加していきます。

非常に稀ですが、先天的な異常で大唾液腺が作られない（無形成）、あるいは非常に小さい（低形成）場合があり、早期に重度のう蝕と歯周病が発生し、歯の保存ができないことが報告されています。

◎臨床に活かしてほしいポイント

乳児によくみられる「よだれ」は、口の周りの筋肉が未発達で口をしっかり閉じられず、また、嚥下も未完成なので、分泌された唾液をうまく飲み込むことができないため、唾液が口の外に流れ出てしまう現象です。乳歯が生え始める生後半年くらいからは、歯が生える刺激でも唾液量が増えます。一般的には1歳を過ぎるとよだれは減ってきますが、個人差が大きく、2～3歳になってもよだれが続くこともあります。

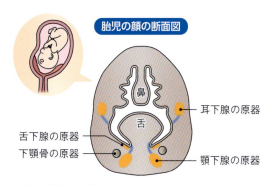

図❶ 唾液腺の発生

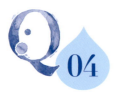

咀嚼は唾液腺の成長に影響を与えるの？

A　発育期にしっかりと咀嚼することが口や顔面の筋肉、骨、神経系などの発達を促すことはよく知られています。咀嚼は、食物を食べるときに誰もが行う「噛んで砕く」という基本的な動作で、離乳食から始まる毎日の食事によって自然と身につくものです。

　しかし、現代の日本では食環境や食習慣の変化に伴って、子どもたちに「噛まない」、「噛めない」という問題が広がっています。軟らかで、滑らかな食品が多くなった結果、飲み込むまでの咀嚼回数が少なくなっていることが想像できます。現代の日本人は、戦前に比べて咀嚼回数が約1/2にまで減っているという報告があります。さらに、飲み物で流し込んで食べたり、急いで食べる習慣が増えていることなども関係し、誰でも知っている「食事はよく噛んでゆっくりと食べましょう」という標語とは違った日常になってきています。

　咀嚼による刺激が低下することで、顎顔面部、とくに下顎骨の発達が不十分になり、歯の大きさとの不調和を招くことが現代人に不正咬合が増加している大きな原因となっているという考え方は広く支持され、動物を使った実験での検証が数多くあります。

　咀嚼は、唾液腺の成長にも影響を与えます。動物実験では、少ない咀嚼で飲み込める軟らかい餌で飼育したグループの大唾液腺、とくに耳下腺は、飲み込むまでの咀嚼回数の多い硬い餌で飼育したグループに比べて小さいことが報告されています。唾液を産生する腺房が小さくなり、数も減っていることの結果です。

　子どもの時期にしっかりと咀嚼する習慣をつけることは、骨や筋肉に加えて唾液腺の発達を促します。唾液の分泌は、滑らかでリズムのある咀嚼に不可欠で、咀嚼と唾液は深くかかわっています。高齢になってもいろいろな食品をおいしく食べるためには、自分の歯が20本以上残っているだけではなく、唾液が十分に分泌され、よく咀

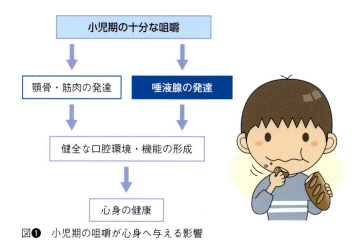

図❶　小児期の咀嚼が心身へ与える影響

嚼できることが必要です。小児期でのよい食習慣の確立は、一生おいしい食事を楽しめることに繋がります（**図1**）。

◎**臨床に活かしてほしいポイント**

　咀嚼を促す食品としては、繊維成分を多く含む根菜類、豆類、玄米、りんごなどがあります。舌では潰れない、噛み応えのあるものを取り入れたり、食材を大きめに切ると、飲み込むまでに自然に咀嚼回数が増えます。

　乳臼歯が生え揃う2歳半くらいになると、大人と同じような咀嚼運動がみられ、食べ物も同じものが食べられるようになりますが、4～5歳の幼児の咀嚼能力は、大人の約半分程度です。発育時期に合わせた無理のない大きさや量が、楽しい食事の基本です。

　口のなかに食べ物が入っているときには飲み物を飲まず、食べ物を飲み込んでから飲み物を飲むという食べ方も、咀嚼を促します。

Q05 唾液はどれくらいの量が分泌されているの？

A 1日に口腔内に分泌される唾液の量は、成人では1〜1.5Lといわれています。唾液は、1日中同じ量が分泌されているわけではなく、量の多いときと少ないときとで大きな差があります。このことから唾液の役割を考えてみましょう。

　唾液が最も多く分泌されるのは食事のときで、1分間に約4mLというデータがあります。これは飲食とは関係なく常に分泌されている唾液の量の10倍ほどで、食事をおいしく食べるために唾液は大切な役割を果たしていることが想像できます。唾液の分泌は咀嚼で促進されますが、実際に食べなくても、おいしそうなものを見たり、匂いをかぐだけでも量が増えます。おいしいものを想像するだけでも反射的に分泌が促されます。唾液の分泌は、"食べる準備ができた"という身体の合図なのです。また、唾液は食物残渣を洗い流したり、食事によって変化した口の中の状態をもとに戻すことにも大きくかかわっています。一方、分泌が最も少なくなるのは睡眠時で、1分間に0.1mL以下まで減少します。分泌された唾液は飲み込む必要があり、睡眠時に唾液がたくさん出ると熟睡の妨げになるのかもしれません。

　唾液の分泌量は、精神状態によっても大きく変化します。緊張して口の中がカラカラになった経験はないでしょうか。唾液の分泌は、自律神経系の交感神経（身体が活動中、不安、緊張やイライラなどのストレスを感じているときに働く神経）と副交感神経（身体が休息中、リラックスしているときに働く神経）のバランスによって調節されています。ストレスを感じているときには、交感神経が副交感神経よりも優位に働き、唾液の量が減り、タンパク質を多く含むネバネバした唾液が分泌されます。

　現代社会はストレスに溢れ、緊張する場面も多いため、日常的に交感神経の働きが強くなっていることも、口腔乾燥症（ドライマウス：唾液の分泌量が少ない）の患者さんの増加に関係していると指摘されています。一方、リラックスしているときには、副交感神経の働きが優位になり、水分に富んだサラサラした唾液が分泌されます（図1）。

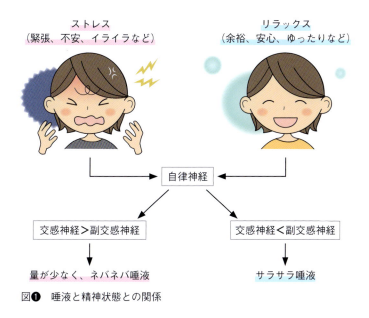

図❶　唾液と精神状態との関係

◎臨床に活かしてほしいポイント

　睡眠時には唾液の分泌量が極端に減少します。朝起きたときに「口の中がネバネバする」のはそのためです。日中は唾液によって守られている口腔内の環境が、睡眠中の唾液の減少で悪化し、細菌が増えて口臭にも繋がります。

　鼻詰まりがある場合、起きているときには意識して口を閉じていても、睡眠中には口を開けてしまい、口呼吸になりやすいため、口腔内の唾液は揮発してますます少なくなります。

　睡眠中には唾液の作用がほとんどないので、寝る前の飲食は、たとえ少量でも歯の表面に残ってしまい、う蝕の原因になります。また、就寝前にお茶以外の健康飲料などを飲むと、酸性で歯の表面を溶かしてしまうことがあります。患者さんには、「飲み終わってから口の中を水で十分すすぎ、酸や糖分が残らないように気をつけてください」と伝えましょう。

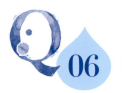
唾液の由来って？

　唾液は、大部分（99％以上）が水分で、そのなかにいろいろな無機質と有機物が溶けています。それらが総合的に働くことにより、さまざまな役割を果たしています。その由来には次の３つがあります（図１）。

①血液からの成分
　唾液腺の中には細い血管（毛細血管）が網の目のように張り巡らされています。血液中の水分や小さな物質が、毛細血管の薄い壁を通過して唾液の成分となります。

②唾液腺の腺房細胞で作られる成分
　唾液腺の中にぎっしりと詰まっている腺房細胞は、アミラーゼやムチン（粘液）など、唾液特有の成分を産生します。

③形質細胞で作られる成分
　唾液腺の中には身体を外敵から守る免疫の機能をもつ形質細胞が存在し、それが産生する分泌型免疫グロブリン IgA が唾液の中に含まれます。

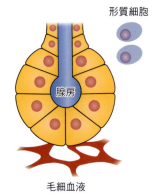

図❶　唾液の由来

◎臨床に活かしてほしいポイント
　夏は、汗をかいて脱水になりやすい季節です。脱水は、血液中の水分が少なくなった状態です。とくに高齢者は、喉の渇きを感じにくく、脱水状態になっていることに自分では気づいていない場合があります。

　患者さんから、「暑くなって口が乾燥してきた」という訴えがある場合には、水分の摂取が十分でなく、そのために唾液の水分も減っている可能性があります。

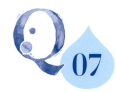

唾液に種類があるって本当？

 唾液は、採取時の条件や方法によって性質が異なり、それぞれに名前がつけられています（図1）。

- **純唾液**：唾液腺の導管から直接集める唾液で、純粋に唾液のみ。
- **混合唾液（全唾液）**：口の中に分泌された唾液で、純唾液に加えて、粘膜表面から剥がれた上皮、微生物、歯肉溝滲出液、炎症細胞や食物残渣などが含まれ、混濁している。
- **刺激時唾液**：飲食による咀嚼や味覚、嗅覚などの刺激によって分泌される唾液。
- **安静時唾液**：刺激のない状態で分泌される唾液。

刺激時唾液と安静時唾液には量と性質に大きな違いがあります。唾液は、3大唾液腺（耳下腺・顎下腺・舌下腺）と小唾液腺で作られ、口の中に分泌されていますが、その量のバランスは、安静時と刺激時で変化します。安静時には顎下腺からの唾液が多く、唾液全体の約70％を占め、残りは耳下腺（20％）、舌下腺（5％）、小唾液腺（5％）から分泌されています。それに比べて、食事をしているときには耳下腺からの唾液量が増加して50％くらいになります。このことが、唾液の粘性の違いとなります。

唾液腺の腺房には、アミラーゼを多く作る漿液性腺房とムチンを多く作る粘液性腺房があり、唾液腺の種類によってその割合が異なります。耳下腺は、漿液性腺房だけから作られており、粘性の低い

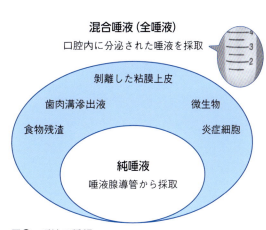

図❶　唾液の種類

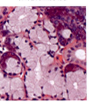

図❷　唾液腺の構成成分と粘稠度との関係

唾液を分泌します。食事のときには唾液が増えますが、耳下腺唾液の割合が高くなるので、サラサラとした唾液になります。一方、顎下腺、舌下腺などには漿液性腺房と粘液性腺房の両方があり、耳下腺に比べて粘性の高い唾液を作ります。安静時には顎下腺からの唾液の割合が高いため、比較的粘性のある唾液となります（**図2**）。また、緩衝能（口の中が酸性状態になった場合に中性に戻す力）は、安静時唾液では弱く、刺激時唾液で強く発揮されます。飲食によって酸性に傾いた口の中を元通りに戻す機能は、う蝕を予防する唾液の大切な役割のひとつです。

◎**臨床に活かしてほしいポイント**

　唾液を検査に用いる場合には、どういう条件でどのような採取法を用いるのか選ぶ必要があります。唾液でう蝕活動性試験を行う場合には、緩衝能を調べるためにパラフィンワックスを噛んで採取する刺激時唾液を用います。口腔乾燥症（ドライマウス）の検査では、食べにくさに加えて、何もしていないときに乾燥感を覚える人が多いため、安静時唾液の量も調べます。

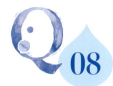

Q08 唾液の成分とその役割は？

 唾液の成分には、それぞれに大切な役割があり、それらが統合されて唾液のチカラとなります。代表的な成分の役割をまとめてみましょう。

【水分】
①乾燥を防ぐ（湿潤作用）
②食物が粘膜をこすって傷をつけないようにする（潤滑作用、保護作用）
③食物を咀嚼・嚥下しやすい形にまとめる（食塊形成、咀嚼・嚥下の補助）
④飲食物に含まれる味覚物質を溶かして味蕾（味を感じる特別な細胞の集団）に運ぶ（味覚の媒体）
⑤食物残渣が口の中に残らないようにする（自浄作用）
⑥唾液の中に含まれている無機質や有機質を口の中の隅々まで行きわたらせる

【無機質】
- **カルシウム、無機リン酸**：歯は、顎骨の中で形成され、石灰化して萌出しますが、その後も唾液や飲食物からのカルシウムやリンなどによって石灰化が持続します（硬組織の成熟）。また、歯の表面が酸性の飲食物やプラーク内で細菌が産生する酸で溶け出した（脱灰）場合、そこを修復する役割（再石灰化）もあります。
- **重炭酸塩**：pHを中性に戻す働き（緩衝能）を担います。酸性の飲食物やプラーク内の細菌が産生する酸によって酸性になった状態を、もとの中性に戻します。緩衝能は、唾液の分泌速度が速いと高くなることが知られています。梅干しやレモンなど、酸っぱいものを口に入れると、唾液がたくさん出ます。それには意味があります。
　酸性の飲食物で臨界pH（エナメル質が脱灰される最も高いpH）よりもpHが低くなると、歯の表面の脱灰が始まります。それを防ぐために唾液の分泌速度が上がり、酸を薄めるのに加えて、緩衝能も発揮されやすくなります。

【有機質】
- **アミラーゼ**：デンプンを糖に分解する消化酵素
- **リパーゼ**：脂質を分解する消化酵素
- **ムチン**：糖タンパクのひとつで、粘性があり、乾燥を防ぐ役割、潤滑油としての役割などを果たす
- **分泌型免疫グロブリン IgA、リゾチーム、ラクトフェリン、ペルオキシダーゼ**：抗菌物質

　　口の中には常在菌が多数存在し、また、口は体外から有害な菌が入る込む門戸にもなっているため、唾液はそれを防御する役割も担う

◎**臨床に活かしてほしいポイント**

　人工唾液は、唾液の代用品として作られたもので、水分に機能を補充する目的でさまざまな成分が加えられ、多数の製品が市販されています。味や使用感とともに成分も参考にして、患者さんに適するものを選択しましょう。

Saliva

2

ドライマウス

Q09 ドライマウスってどんな病気？

A. 日本でのドライマウス（口腔乾燥症：**図1**）の罹患者数は、約800万人と推定されていますが、実際にはもう少し多いようです。男女比は1：3で、女性に多い傾向があります。もともと女性のほうが唾液腺が小さいので、唾液が出なくなるとドライマウスの症状が出やすいのかもしれません。また、女性ホルモンの分泌低下が影響するという説もあります。

　ドライマウスは唾液が少なくなるために起こる疾患ですが、「口が乾く」だけでなく、乾燥に伴い「舌が痛い」、「味がおかしい」、「会話がしにくい」、「入れ歯が擦れて痛い」、「むし歯が急に増えた」、「口臭が気になる」など、さまざまな症状が現れます。唾液の減少によりその成分や役割が弱まってしまうので、当然起こり得ることです。しかし、患者さん本人は「乾き」を感じていても、自分以外の人（歯科医療従事者を含む）が見た目だけで「乾燥している」ことに気づくのはなかなか難しいようです。

　図1の舌の写真を見て、「乾いていますね。舌は痛くないですか？」と認識するには、普段から患者さんの粘膜をしっかりと観察する必要があります。なお、乾燥していることが他者からわかるようになるころには、唾液量はあきらかに減少し、「乾燥」以外の症状も複数現れています。

1．口の中のどの部分を見るとよいのか

　まずは、舌の状態をよく観察しましょう。舌診という診察方法もあるように、舌は多くのことを教えてくれます。唾液分泌がかなり低下している場合は、舌の色は紅色をしてきます。舌苔の色は薄い黄色や茶色をしていることが多いです。熱をもつと舌苔は黄色や茶色に変化するといわれています。また、唾液による自浄作用の低下により、コーヒーやお茶などの色素が残ってしまい、茶

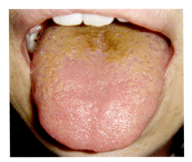

図❶　ドライマウス患者の舌

色っぽく見えることもあります（図1）。

舌苔の量は、上部消化管や全身状態の影響を受けやすいので、患者さんの状態によりさまざまです。患者さんは水分を常に摂ろうとするので、摂りすぎにより舌がむくみ、歯痕（舌の縁に歯形がついている）がみられることもあります。さらに、舌に溝（裂紋）ができてくることもあります。これは、粘膜の再生能力が低下していることを示しています。溝に刺激物が入るとしみるため、ますます食事が偏ってしまい、再生能力が低下するという悪循環を招いていることもあります。しかし、分泌低下が軽度、あるいはない場合には、上記の所見はわかりにくいこともあります。

2．ドライマウスのサイン

診療中に頬粘膜にミラーが張りついたり、ロールワッテやガーゼの繊維が粘膜にくっついて取るのに苦労したり、ちょっとミラーで唇を引っ張っただけで口角や口唇が切れてしまったりするのは、ドライマウスのサインです。このような患者さんに出会ったら、「お口が乾きますか？」、「水をよく飲みますか？」と、ドライマウスの自覚があるかを聞いてみましょう。

ドライマウスかどうかを知ることは、歯科医療従事者にも重要です。唾液量が少なくなると、プラークは蓄積しやすくなります。う蝕は歯頸部、隣接面に起こりやすく、二次う蝕も進行しやすいです。メインテナンスで受診するたびにう蝕が見つかり、治療を行わなければならないのは、唾液量に対してメインテナンスの期間が長いのかもしれません。患者さんは、受診しなければならない理由が明確であれば、期間が短くても受診してくれますので、メインテナンス期間の再設定も検討しましょう。

また、ドライマウスにより義歯の不調和も起こりやすく、調整を繰り返しても、患者さんは「痛い」と言い続けることがあります。粘膜と義歯との間に必要な唾液が少ないので摩擦が起こりやすくなり、粘膜に負担がかかってしまうのです。調整するところが見当たらない場合は、唾液量の低下が関係している可能性があります。

ドライマウスを訴えて受診する患者さんは、これまでのつらい経過を長く話される方や、なんとかしてほしいと懇願する方が多いです。「口が乾く」、「舌が痛い」、「味がおかしい」などと問診票に書かれていた場合には、「ゆっくり話を聴く」と心に決めてから診察を始めましょう。最初にある程度患者さんの訴えを聴いた後に、「乾き

表❶　ドライマウス自覚症状の重症度判定。自覚症状スコア：なし（0）、少し（軽度・1）、まあまあ（中等度・2）、かなり（高度・3）

症　状	説　明	スコア
1）口腔内乾燥感	口の中が乾いているという自覚	0, 1, 2, 3
2）唾液の粘稠感	唾液がネバネバしている感じ	0, 1, 2, 3
3）口腔内灼熱感	口の中がヒリヒリと痛い	0, 1, 2, 3
4）飲水切望感	乾燥のため、水が飲みたいという希望	0, 1, 2, 3
5）夜間の口腔内疼痛	夜、口が乾いて痛い	0, 1, 2, 3
6）味覚異常	味覚がおかしい、味がわからない	0, 1, 2, 3
7）食物摂取困難	パンやビスケットなどが食べにくい	0, 1, 2, 3
	合計スコア（　　　）点	

判定：
なし（0点）
軽度（1〜7点）
中等度（8〜14点）
高度（15〜21点）

表❷　ドライマウス他覚症状の重症度判定。他覚症状スコア：なし（0）、軽度（1）、中等度（2）、高度（3）

症　状	説　明	スコア
1）口腔内乾燥感	口腔粘膜の全般的な乾燥の程度	0, 1, 2, 3
2）口腔内発赤	乾燥に伴う粘膜表面の発赤、炎症	0, 1, 2, 3
3）乳頭萎縮	糸状、茸状乳頭の萎縮、消失	0, 1, 2, 3
4）歯牙、口腔内の汚染	デンタルプラークの付着	0, 1, 2, 3
5）口角びらん	乾燥による口角炎とびらん	0, 1, 2, 3
	合計スコア（　　　）点	

判定：
なし（0点）
軽度（1〜5点）
中等度（6〜10点）
高度（11〜15点）

を強く感じるか」、「ねばつきがあるか」、「舌はヒリヒリするか」、「水分はよく摂るか」、「味はわかるか」、「夜は乾いて口が痛いか」、「パンなどの乾燥したものだけを食べることができるか」を確認し、それぞれを0〜3点でスコア化します（表1、2）。合計のスコアを計算し、0（なし）、1〜7（軽度）、8〜14（中等度）、15〜21（高度）で乾燥の自覚を評価します。一方、他覚症状も乾燥の程度、粘膜の発赤、乳頭の萎縮、デンタルプラーク、口角炎やびらんを0〜3点で評価し、0（なし）、1〜5（軽度）、6〜10（中等度）、11〜15（高度）とします。通常、他覚のスコアのほうが低く、自覚のスコアと一致しないことが多いです。患者さんと歯科医療従事者の感覚に差があると認識することが、逆に患者さんとの距離を縮めてくれるでしょう。

【参考文献】
1）藤森孝司：やさしいシェーグレン症候群の自己管理，口腔検査．住田孝之（編）：医薬ジャーナル社，東京，2008：42-48.

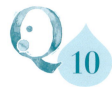

Q10 ドライマウスの原因は？

 なぜ、唾液量は減少するのでしょうか。これを理解するために、唾液分泌の種類を分けて考えてみましょう（表1）。

1．刺激時唾液（基準値：10mL／10分以上）と安静時唾液（基準値：1.5mL／15分以上）が出ない

　刺激時唾液が出ないので、安静時唾液も出ません。この症状は、唾液腺が壊されている場合と噛めない（刺激が入らない）場合に分けられます。唾液腺が壊されている場合は、「シェーグレン症候群や頭頸部への放射線治療による影響」、「唾液腺を手術している」、「唾石により導管が詰まっている」などが考えられます。唾液腺は現在の医学では再生できませんので、治療による著しい回復は見込めません。噛めない（刺激が入らない）場合は、「う蝕や歯周病が未治療のまま」、「義歯が合っていない」、「臼歯部の欠損をそのままにしている」などが考えられます。これらは歯科治療により劇的に改善することもあります。

2．安静時唾液のみ出ない

　刺激時唾液は出るが、安静時唾液が出ない場合は、薬の副作用（降圧薬、抗精神病薬、抗アレルギー薬など）、精神的要因（ストレス、精神疾患など）、全身状態（脱水、糖尿病、貧血、冷え、発熱など）が考えられます。これらは治療に時間がかかることが多いです。

3．唾液量に問題がない

　唾液量は問題ないのに乾燥を感じる場合は、粘膜水分量のみ低下していることが多いです。ドライマウスとしては比較的軽い症状なので、他者には理解されにくいです。1や2の初期症状の可能性もありますし、原因がはっきりしないことも多いので、経過を診ていくことが必要です。また、鼻疾患や歯列不正などで口呼吸があると、唾液が蒸発して乾きを感じる場合があります。

表❶　ドライマウスの分類（唾液量検査との関連）

1	刺激時唾液（基準値：10 mL／10分以上）と安静時唾液（基準値：1.5 mL／15分以上）が出ない	a）唾液腺が壊されている場合 ・シェーグレン症候群 ・頭頸部への放射線治療による影響 ・唾液腺を手術している ・唾石 b）噛めない（刺激が入らない）場合 ・う蝕や歯周病が未治療のまま ・義歯が合っていない ・臼歯部の欠損をそのままにしている
2	安静時唾液のみ出ない	・薬の副作用（降圧薬、抗精神病薬、抗アレルギー薬など） ・精神的要因（ストレス、精神疾患など） ・全身状態（脱水、糖尿病、貧血、冷え、発熱など）
3	唾液量に問題がない（粘膜水分量のみ低下）	・1、2の初期症状か？ ・鼻疾患や歯列不正による口呼吸（蒸発）

　外気の乾燥は、唾液量が低下している1や2の症状をさらに悪化させてしまいます。とくに、気温の上昇が起こる夏と暖房器具を用いる冬に、本来の原因に複合した影響が出やすいです。また、夜間の訴えが多いのは、夕方から夜にかけて唾液量は生理的に減少してくるため、乾きを感じやすくなるからです。

　いまのところ、唾液検査や粘膜水分量測定の料金は保険では算定できませんが、検査結果と問診や診察で得られた情報から原因を絞り込むことができれば、ドライマウスの診断・治療も歯科で可能です。しかし、検査を行わずに「たくさん薬を飲んでいるから」、「ストレスがあるから」などを理由に保湿剤だけ提供したり、むやみに唾液腺マッサージを行ったりすることで、患者さんの不安を駆り立ててしまう場合もあるようです。まずは検査を行い、「どのくらい出ないのか」、「どのくらい出ているのか」といった情報を、患者さんと歯科医療従事者で共有することが大事です。

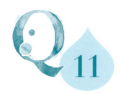

Q11 ドライマウスの検査は？

A　ドライマウスを訴える患者さんが来院したら、問診後、まず検査を行ってください。最初に行うのは粘膜水分量の測定です。粘膜水分量の測定には、口腔水分計 ムーカス®（製造：ライフ／販売：モリタ、ヨシダ）を用います（図1）。舌背にムーカス®を押し当てるだけで、粘膜水分量がわかります。一定圧で測定できるようにセンサーがついており、正しく押さえると「ピピッ」と鳴るので、使いやすいです。この測定値は、患者さんの自覚症状に近い数値を示していると、経験上感じています。

1．粘膜水分量測定時の注意事項

　正確な測定値を得るために、測定直前のうがいや水分補給は避けてもらいます。直前に含んだ水分により、患者さんの感じている乾きが測定できなくなります。また、カバーをかけて測定しますが、1回目は数値がやや低めに出ます。2、3回測定し、安定した数値を測定値としましょう。

2．安静時唾液の測定

　最初に測るのは、安静時唾液です。安静時唾液は食事やガムなどを噛んでいない状態、つまり普段の乾きと関連していると考えます。採取するときの環境に影響を受けやすいため、採取前は患者さんがリラックスできるように優しく声かけをしていきます。コップに唾液を出すだけですが、唾液検査が初めてだと恥ずかしかったり、どのタイミングで吐き出したらよいのかがわからなかったりして不安になり、正しく唾液を採取できないことがあります。「唾液は無理に絞り出さなくてもよいこと」、「途中で出せそうなら出してほしいが、出ない場合は飲まないよう気をつけて、口の中に溜めておくこと」を事前に説明します。また、口元を隠すためにティッシュペーパーを手渡しておくとよいでしょう。

　検査直前の唾液は患者さんに飲ませ、口の中の既存の唾液がなくなった状態で採取

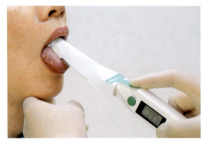
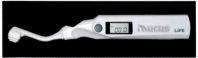

図❶　口腔水分計 ムーカス®（製造：ライフ／販売：モリタ、ヨシダ）

を始めてください。唾液採取中に検査者がじっと見ていると、患者さんは緊張してしまいますから、少し後方から見守るくらいがよいと思います。患者さんの視界から外れた位置から、吐き出そうとしている様子を観察してください。

3．刺激時唾液の測定

　安静時唾液が採取できたら、次に刺激時唾液の測定を行います。刺激時唾液の測定では、咀嚼と味覚刺激を加えて唾液がどのくらい出せるかを調べます。シェーグレン症候群では、刺激時唾液量が診断基準項目の1つに含まれています。なお、サクソンテストとガムテストを両方行う場合は、サクソンテストから行ってください。ガムテストの後は口の中が潤っている場合が多いので、正しい数値が出ないことがあります。

　サクソンテストは、ガーゼを噛ませながら唾液を出させて、ガーゼに吸い込ませた唾液の重さを評価する方法で、咀嚼刺激のみです。唾液量が少ない場合は、「口の中がパサパサして噛みにくいこともありますが、2分間ですので噛み続けてください」と、検査前に伝えておきましょう。一方、唾液量が低下していない患者さんにサクソンテストを行うと、ガーゼに吸い取れる以上の唾液が出てしまうことがあります。そうしたおそれがある場合には、「ガーゼに吸い取れなかった唾液は飲み込まずにコップに出してください」と説明しておきましょう。重量測定時には、コップに入れた唾液も一緒に測ってください。

　最後にガムテストです。ガムテストでは、味のついた板ガムを用います。当院では「歯につきにくいガム　すっきりミント」（ロッテ）を使っています。咀嚼と味覚刺激

表❶ ドライマウス検査のポイント

- 直前にうがいをさせたり、水を飲ませたりしない
- 採取するときはできるだけ患者さんが落ち着ける環境を保つ
- 粘膜水分量の測定、安静時唾液量の測定、刺激時唾液量の測定の順で行う
- 安静時唾液量の測定を始める前に、一度唾液を飲んでもらい、口の中に唾液がない状態にする
- 安静時唾液採取では、「無理に絞り出さなくてよい」ことを患者さんに伝えておく
- 刺激時唾液量が多い患者さんでは、唾液を飲んでしまうことがあるので、口の中に溜まった唾液はコップに出すように事前に説明しておく（とくにサクソンテストで注意が必要）
- ドライマウス検査でのガムテストのガムは、できれば味つきのものを準備する

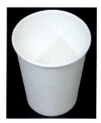
▲唾液は紙コップなどに出してもらう

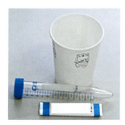
▲紙コップからチューブに唾液を移す

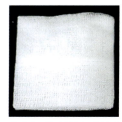
▲サクソンテストではガーゼに唾液を吸い込ませて測定する

を加えても、少量しか出ないことを確認するための検査です。う蝕リスクの検査では、菌の培養なども行うため、パラフィンワックスなどの味のついていないガムを使うことが多いです。ただし、う蝕リスク検査で唾液量が1分間に0.6mL以下で、刺激時唾液が低下するあきらかな原因がない場合は、味つきガムの検査を追加してみましょう（表1）。

　安静時唾液量の測定やガムテストは、検査者が慣れてくれば測定時間を短くしても正確なデータを得ることができます。ドライマウスが少しでも疑われる患者さんがいたら、唾液量を測ってみましょう。

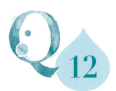 **シェーグレン症候群とは？**

A　ドライマウスを引き起こす原因はさまざまですが、そのなかでも、唾液の分泌量が著しく低下し、口腔内外にいろいろな障害が生じる危険性のある疾患が、シェーグレン症候群です。

1930年代に、スウェーデンの眼科医 Henrik Sjögren（ヘンリック・シェーグレン）によって報告され、古くから知られていますが、その原因はいまだにあきらかではありません。

「症候群」とは、1つの原因によっていろいろな臓器に障害が生じる疾患に用いられる用語です。シェーグレン症候群についても、口だけでなく、眼や関節、皮膚、筋肉、肺、肝臓などに障害が起こることがあります（**図1**）。

シェーグレン症候群は、自己免疫疾患の一つです。免疫は、自分の身体を外から侵入してきた細菌やウイルスなどから守るための防御システムですが、自己免疫疾患は、自分自身の細胞を攻撃し、破壊してしまう厄介な病気です。シェーグレン症候群では、唾液腺に加えて涙腺が攻撃され、患者さんは口と眼の乾燥症状を訴えるようになります。また、約半数の患者さんは、関節痛や皮膚の紅斑など、唾液腺と涙腺以外の症状（腺外症状）も伴います。

見た目でわかる症状としては、レイノー現象があります（**図1右下**）。これは、寒冷やストレスにより手足の小動脈が収縮して血液の流れが悪くなり、一時的に手や足の皮膚の色が真っ白くなったり、冷たくなる症状です。さらに、他の自己免疫疾患（関節リウマチや全身性エリテマトーデスなど）を合併することもあります。

患者さんは圧倒的に女性に多く（男性：女性＝1：14）、中年期に多く発症しますが、20歳代での発症も報告されており、患者数は10〜30万人と推定されています。

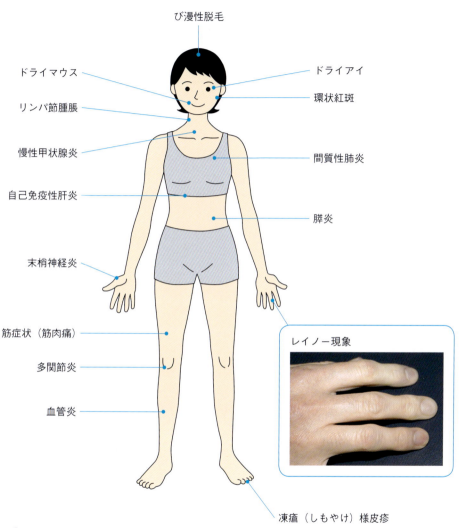

図❶ シェーグレン症候群に伴う症状

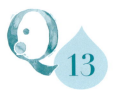

Q13 「シェーグレン症候群かも？」と思ったら、どうする？

A．　ドライマウスを主訴に歯科へ受診する患者さんのうち、10人に1人くらいがシェーグレン症候群であるといわれています。

　ドライマウス患者さんの問診中に、「シェーグレン症候群かも？」と思ったら、合わせて「パンやクッキーなどの乾いた物だけを食べることができるか」、「食事中に飲み物が必要か」などを聞いてみるとよいでしょう。シェーグレン症候群のなかでも、唾液腺が破壊されている程度によってドライマウスの状態は異なりますが、唾液が出ない方は、乾いた食べ物を飲み物なしでは食べられません。

　人は食べ物を口に入れると、噛んで唾液を出して混ぜ合わせて食べ物を軟らかくし、歯で磨り潰して小さくして、唾液と一緒に飲み込みます。しかし、唾液量が少ないと、食べ物は噛んでも軟らかくならず、歯や歯肉、頬に溜まるだけで、なかなか小さくなりません。噛み続けてやっと小さくなっても、粘膜に張りつくので、それだけで飲み込むのにとても時間がかかります。口の中に残り続ける食べ物を飲み込むために、飲み物や汁物を口に含み、一緒に混ぜて飲み込もうとするため、食事中に頻繁に水分を摂ります。飲み物なしで無理やり飲み込もうとすると、水気のない食べ物は喉に引っかかる感じを与えたり、詰まったりすることもあります。

　なお、問診だけではシェーグレン症候群と診断できないので、唾液がどれくらい出ていないかを調べるための唾液量検査が必要です。

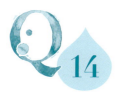

一般歯科で行う
シェーグレン症候群の検査とは？

　シェーグレン症候群の診断を行うには、**表1**の4項目のうち、2項目以上が陽性になる必要があります。口腔検査項目の2Bに「唾液分泌量低下（ガム試験にて10分間で10mL以下、またはサクソンテストにて2分間で2g以下）があり、かつ唾液腺シンチグラフィーにて機能低下の所見」という唾液量を含む項目があるため、一般歯科ではまず、唾液量検査を行いましょう。

　サクソンテストは、ガムの替わりにガーゼを噛んでもらう方法です。唾液量検査だけでは項目を満たしませんが、患者さんの身体に負担が少ないため、行いやすい検査です。唾液量を測定した結果、唾液量の低下が項目を満たすようであれば、残りの項目を調べに眼科や内科を受診してもらいましょう。ただし、刺激時唾液量には咬合が大きく影響します。歯の欠損がある場合（とくに臼歯）や歯の痛みがある場合は、噛めないことが原因で唾液が出ないケースがあります。また、唾液腺の手術や頭頸部に放射線治療を受けている場合も、唾液腺が障害を受け、刺激時唾液量に影響していることもありますので、確認しておきましょう。

　シェーグレン症候群の場合には、採取した唾液にも、唾液が出ない特徴が現れることがあります。唾液分泌が著しく低下してくる（10分間に1〜2mL）と、ガムテストではガムに唾液が吸い取られ、噛んでもガムが本来の塊にならず、検査後に吐き出させると、ドロドロの状態のガムしか出ないことがあります。

　このような患者さんには、サクソンテストが適しています。ただし、ガムテストを行った後にサクソンテストを行うと、ガムテストで唾液が口腔内を湿らせてしまい、正確な値が得られにくいです。シェーグレン症候群が疑われる場合には、先にサクソンテストを行って、次にガムテストを行うほうがよいでしょう。

　サクソンテストを行うときには、唾液がガーゼに吸い取られ、ガーゼの繊維が口の中に張りつき、口の中がパサパサします。パサパサした状態が気になって、患者さん

表❶　シェーグレン症候群の改訂診断基準（厚生省研究班，1999年）

1．生検病理組織検査で次のいずれの陽性所見を認めること

　A）口唇腺組織で4㎟あたり1focus（導管周囲に50個以上のリンパ球浸潤）以上
　B）涙腺組織で4㎟あたり1focus（導管周囲に50個以上のリンパ球浸潤）以上

2．口腔検査で次のいずれかの陽性所見を認めること

　A）唾液腺造影でStage I（直径1㎜未満の小点状陰影）以上の異常所見
　B）唾液分泌量低下（ガム試験にて10分間で10mL以下、またはサクソンテストにて2分間
　　　で2g以下）があり、かつ唾液腺シンチグラフィーにて機能低下の所見

3．眼科検査で次のいずれかの陽性所見を認めること

　A）シルマー試験で5分に5㎜以下で、かつローズベンガル試験で3以上
　B）シルマー試験で5分に5㎜以下で、かつ蛍光色素試験で陽性

4．血清検査で次のいずれかの陽性所見を認めること

　A）抗Ro/SS-A抗体　陽性
　B）抗La/SS-B抗体　陽性

診断基準

上記4項目のうちいずれかの2項目以上が陽性であれば、シェーグレン症候群と診断する

が途中で噛むことを止めてしまうことがあります。そのため、あらかじめ「噛みにくいと感じるかもしれませんが、噛み続けてください」と、伝えておくとよいでしょう。唾液が出る方にとっては簡単な検査ですが、唾液が出ない方は難しさを感じることもあります。

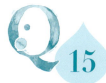

Q15 唾液量が低下していたらどうするの？

A. 唾液量が著しく低下している場合や、唾液量の低下は少ないものの、ドライアイや手のこわばり（関節が動かしにくい）、関節の痛みなどの症状がある患者さんの場合には、シェーグレン症候群かどうかを診断しなければなりません。シェーグレン症候群は、前述のように、いろいろな臓器に症状が現れることがあります。いまはよくても、将来的に症状が起こることもありますし、すでに症状があるのに気づいていないこともあります。

　唾液量が低下している結果が出たら、できるだけ患者さんの身体に負担の少ないドライアイの検査や血液検査から行っていくとよいでしょう。ドライアイについて患者さんに聞くと、「コンタクトなので、乾きを感じたら市販の点眼薬を使っています」、「白内障や緑内障の治療で点眼薬を使っているのでわかりません」という方が多いです。眼科で診察を受ければ、涙の量（シルマー試験：図1）だけでなく、角膜の障害の程度（蛍光色素試験やローズベンガル試験）を調べて評価をしてくれます。ドライアイの自覚のある方はもちろんですが、少しでも疑いがある場合には眼科で検査をしてもらいましょう。

　ドライアイを放っておくと、感染を起こして目やにの増加や結膜炎を招き、眼の痛みや視力障害を起こすことがあります。ドライアイと診断されれば、ドライアイ専用の点眼薬の処方や、治療を受けられます。

　血液検査では、シェーグレン症候群の方は血液中の抗SS-A抗体、抗SS-B抗体が高値になるため、これらを調べます。一般の内科や、採血のできる歯科（総合病院の歯科や口腔外科）で調べることができます。血液検査が陰性の場合は、残りの検査を積極的に行わないこともありますが、ドライアイの検査が陰性で血液検査が陽性なら

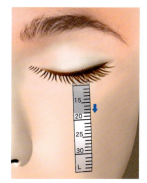

図❶　シルマー試験

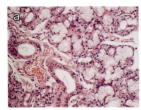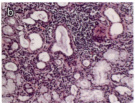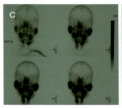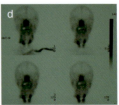

口唇腺の病理組織像
(a:健常者、b:シェーグレン症候群患者)

唾液腺シンチグラフィー
(c:健常者、d:シェーグレン症候群患者)

図❷a〜d　口唇腺の病理組織像、唾液腺シンチグラフィー。aでみられる口唇腺の腺房組織は、bでは大部分が破壊され、著しいリンパ球浸潤が認められる。cでは唾液腺に集積がみられるが、dではみられない（c、d写真提供：神奈川歯科大学顎顔面機能再建学講座・岩渕博史先生のご厚意による）

　ば、口唇生検による口唇腺の病理組織検査（唇を切って口唇腺を数個取り出し、顕微鏡で組織像をみる検査：**図2a、b**）や唾液腺造影（耳下腺の導管から造影剤を注入して、画像で破壊の程度を調べる検査）、あるいは唾液腺シンチグラフィー（テクネシウムという放射性同位元素を静脈注射して、画像を撮影し、耳下腺や顎下腺への取り込みを調べる検査：**図2c、d**）のいずれかを行って、1項目を満たせば診断されます。

　しかし、これらは患者さんの身体に負担がかかる検査です。口唇生検は、ある程度経験がないと術後に口唇の腫脹や感染を招いたり、神経を傷つけるリスクがあります。唾液腺造影や唾液腺シンチグラフィーは、造影剤や放射性同位元素を取り扱うことのできる病院でないと実施できません。最終的な確定診断は、膠原病専門医が行うことになり、シェーグレン症候群と確定診断されれば、歯科でもシェーグレン症候群の病名を用いることができるようになります。

　このように、シェーグレン症候群は、歯科単独ではなく、他科との連携がとても大切になる疾患です。

　平成27年1月より、シェーグレン症候群は指定難病（治療法が確立されていない「難病」に対して国が治療費を助成する疾患）となっています。乾燥症状だけでは助成は受けにくいようですが、合併症などを伴う場合には、内科医（とくに膠原病専門医）が申請を行ってくれます。唾液量を調べるために、内科から歯科へ紹介されることも、これから増えるかもしれません。

Q16 シェーグレン症候群患者への歯科的対応は？

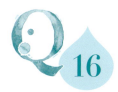

歯科では、唾液量が少ないことを踏まえた治療計画や配慮が必要です。術者は、患者さんが唾液を出したいけれど出せないことを理解し、指導や治療を行わなければなりません。

ドライマウスの治療ですぐに思い出されるのは、「酸っぱいものを食べて唾液を出す」あるいは「唾液腺マッサージをする」ですが、唾液腺の破壊が進行してほとんど唾液が出なくなった患者さんには、「酸っぱいものを食べると舌がひりひりする」「唾液腺マッサージをしてもまったく出ないので嫌になる」という負の効果を与えてしまうことがあります。しかし、唾液腺マッサージはシェーグレン症候群の方に効果があるという報告もありますので、唾液量検査である程度分泌が期待できる方を選んで指導したり、効果が出ない際に配慮する必要があります。

シェーグレン症候群の患者さんに頻発する歯科疾患は、う蝕と粘膜炎です。定期的にメインテナンスを行っていても、歯頸部う蝕や二次う蝕が頻繁に起こります。決してブラッシングを怠ったり、メインテナンスの期間が何年も空いているわけではなく、真面目に行っていても起こってしまうのです。

シェーグレン症候群の方の場合、食べ物が唾液で洗い流されずに歯頸部や歯間部に留まるので、食後すぐにブラッシングを行わないと、う蝕リスクが高まります。**図1**に示す唾液中のミュータンス菌、ラクトバチラス菌の培養の結果でも、健常者と比較してあきらかにシェーグレン症候群では菌数が多く、菌で培地が真っ白になっています。唾液による自浄作用や抗菌作用が低下し、菌が増えてしまうのです。シェーグレン症候群の患者さんの場合、歯科でのメインテナンスを1～2ヵ月ごとにしても、間隔が短すぎることはありません。大人であっても、う蝕予防としてフッ化物を使うのも効果があります。

口腔内が乾燥しやすいため、粘膜が傷つき、粘膜炎を起こしやすくなります。粘膜

39

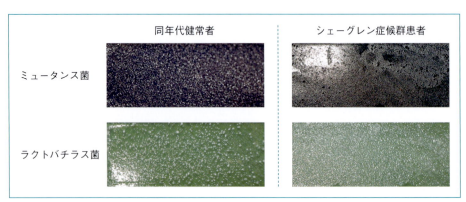

図❶　健常者とシェーグレン症候群患者における唾液中のミュータンス菌とラクトバチラス菌

の炎症や痛みに対しては、含嗽剤や軟膏、保湿剤、保湿スプレーの使用により症状を落ち着かせることができます。

　仮に、何も保護しないと、どうなるでしょうか？　手荒れにハンドクリームをつけないで放っておくと、悪化して痛みが出ますが、それと同じことが口の中でも起こります。

　さらに、歯や硬い食べ物、刺激物（香辛料や柑橘類など）で粘膜を傷つけてしまい、ひどくなると、食事にも困るようになります。「調味料として使う醤油や塩などが辛くて使えない」、「硬い食べ物は粘膜に刺さって痛いので、お粥などの軟らかいものだけを食べている」といった訴えも出てきます。そうすると、食べられるものが偏ってしまい、ますます粘膜の再生が遅れてしまうだけでなく、長引く痛みに"何か悪いものができていないだろうか……"と、精神的にも悪い影響が出ます。乾燥により粘膜炎が起こっているので、適切な薬や材料を用いて炎症を抑え、粘膜を守ることで症状を軽くできます。一度よくなってもまた再発してしまうこともありますが、すぐに対処すれば悪化せずに治めることも可能です。

　シェーグレン症候群の場合には、残っている唾液腺を刺激して、唾液を出させる口腔乾燥症状改善薬（サラジェン®、エボザック®、サリグレン®）を使うこともできます。これらの薬は唾液腺のムスカリン受容体を刺激して水分泌を起こし、唾液を出させま

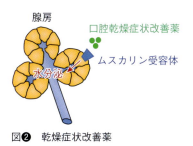

図❷　乾燥症状改善薬

す（図２）。薬の効果は、残っている唾液腺の量によって異なりますが、自分の唾液を分泌できるので、本来の唾液の力を期待できる薬です。分泌が期待できる場合であれば、粘膜の乾きや痛みをかなり抑えることができます。

　しかしながら、唾液腺の残っている量が少ない場合には、薬を飲んでも効果を感じられないこともあります。また、唾液は出ても副作用（多汗や消化器症状など）により、薬を継続できないこともあります。副作用は、１回の内服量を減量することで軽減できますが、副作用が出てからでなく、初めから少ない量（1/4や半分）で開始して、徐々に量を増やし、適当量を決定するほうが、負担が少ないようです。

　患者さんのなかには、歯の色が黄色っぽくなるなど、着色を気にする方がいます。全顎的に脱灰が進み、エナメル質が薄くなると、象牙質の色が目立つようになります。また、飲み物の色もつきやすくなるので、「白くしたい」、「漂白してほしい」と希望されることもあります。漂白を行う場合は、歯へのダメージや知覚過敏の問題、期待どおりの白さにならない可能性についても説明して、納得してもらったうえで行ってください。また、色の問題は、白い補綴物を入れるときにも問題になる可能性があります。天然歯の色がダークすぎて、補綴物の色合わせが難しくなるからです。

●

　唾液が出ないことで起こる口の問題から、患者さんを守ってあげてください。唾液が出る人には想像できないことが、たくさん起こります。頼れる歯科医院に出合うことで、シェーグレン症候群の患者さんは安心し、この病気を受け入れることができるようになるはずです。

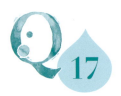

Q17 薬剤性ドライマウスとは？

A さまざまな病気を治療するためにたくさんの薬が開発され、それぞれの症状に対して薬が処方されています。薬は、病気の症状や進行を抑え、飲まなければ、命にかかわる場合もあります。また、病気の発生を予防するために処方されていることもあります。理由があって処方されている薬ですが、期待した以外の反応を患者さんの身体に起こしてしまうことがあります。

副作用とは、「薬の使用によって生じる有害な反応」とされています。一般的には、眠くなったり、喉が渇いたり、皮膚に湿疹が出たり、かゆくなったり、胃が痛くなったり、気持ちが悪くなるのですが、稀にアナフィラキシーショック（アレルギーの原因となる物質が身体に入ったときに、急激に血圧が低下してショック状態になる）のような重篤な症状を出すこともあります。

いろいろな薬が副作用としてドライマウスを引き起こしますが、代表的なものは高血圧症、アレルギー、精神や中枢神経系の疾患の治療薬です（**表1**）。ドライマウスの原因の約30％が、薬の副作用とされています。いずれの薬も疾患の治療に必要で、患者さんにとって利益となります。一方、副作用として生じる口の乾きや喉の渇きは、患者さんにとって不快な症状で、有害な作用となります。一般的に薬の副作用として用いられる「口渇」とは、喉が渇き、水が飲みたくなることを指す言葉です。「口渇」まで至らなくても、粘膜の乾燥感や乾燥に伴う舌の痛みなどの症状が、薬の副作用により起こっていることもあります。本書では、これらすべてをまとめてドライマウス（口腔乾燥）と表現します。

表❶　ドライマウスを引き起こしやすい薬

- 利尿薬
- カルシウム拮抗薬
- 抗ヒスタミン薬
- 抗コリン薬
- 抗パーキンソン病薬
- 抗精神病薬
- 抗うつ薬

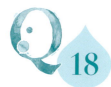 ## 18 降圧薬によるドライマウスとは？

A 高血圧症の患者さんに処方される降圧薬のなかで、ドライマウスを惹起しやすいのがカルシウム拮抗薬や利尿薬です。

カルシウム拮抗薬は、血管の平滑筋細胞へのカルシウムの流入を防ぐことで血管の収縮を抑え、血管を広げて血圧を下げる薬です。しかし、唾液腺の水分泌に必要な腺房細胞へのカルシウムイオンの流入も阻害してしまい、塩化物イオンやナトリウムイオンが管腔へ流出せず、浸透圧の勾配が抑制されるため、水の移動が起こりません。よって、唾液分泌量が低下します（**図1**）。

利尿薬は、身体の血液の全体量を減らして、血圧を下げる薬です。尿量を増加させ、水の再吸収に必要なナトリウムの排泄を促進するため、血液中の過剰な水分が出て行きます。身体の水分を減らすため、唾液腺への水の移動は少なくなり、唾液の分泌も低下します。

血圧を調整する薬には、ドライマウスの副作用をもたないものもあります。そのため、薬の影響が疑われる場合には、粘膜水分量や唾液量（とくに安静時唾液量）を測定して、低下がみられる場合には、薬を処方した医師に薬の変更や減量が可能かどうかを尋ねることが必要です。薬の変更や減量は、すぐにはできないこともありますので、歯科ではまず、対症療法を行っていくことになります。

また、カルシウム拮抗薬や利尿薬を飲んでいても、ドライマウスにならない患者さんもいます。患者さんの訴えや唾液量の検査により、適切に対応しましょう。

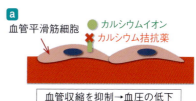

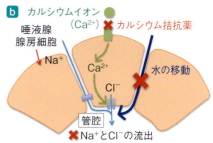

図❶ カルシウム拮抗薬の作用。a：血管、b：唾液腺

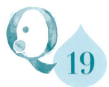

アレルギー治療薬によるドライマウスとは？

　アレルギー性鼻炎や花粉症、蕁麻疹などの症状には、抗ヒスタミン薬がしばしば用いられ、市販の薬にも含まれているものが多くあります。これらの疾患は、Ⅰ型（即時型）アレルギーによるもので、花粉やハウスダストなどの抗原と、肥満細胞の受容体に結合しているIgE抗体が結合すると、肥満細胞からヒスタミンやセロトニンなどの化学物質が放出されます（脱顆粒）。ヒスタミンは血管を拡張し、血管透過性を亢進させることでさまざまなアレルギー症状を起こします。ヒスタミン受容体（H1〜H4）に結合して作用を引き起こしますが、アレルギーに関係するのはH1受容体です。このH1受容体を抗ヒスタミン薬により遮断することで、アレルギー症状を抑えます（図1）。

　抗ヒスタミン薬は、第1世代のものでは副作用としてドライマウスを起こしやすく、これは抗アセチルコリン作用によるものです。唾液分泌を起こすためには、副交感神経終末から分泌されたアセチルコリンがムスカリン受容体に結合することが必要です。抗コリン作用をもつ薬によりアセチルコリンのムスカリン受容体への結合が阻害されることで、唾液分泌が抑制され、ドライマウスが生じます（図2）。

　抗ヒスタミン薬のなかでも、第2世代のものにはドライマウスが起こりにくいものもあります。アレルギー性鼻炎や花粉症の患者さんの場合は、鼻閉により口で呼吸することで、ますます口が乾燥しやすくなります。薬を止めると鼻水や鼻詰まりがひどくなることもありますので、薬を調節するタイミングは、アレルギー症状の状態をみながらがよいでしょう。

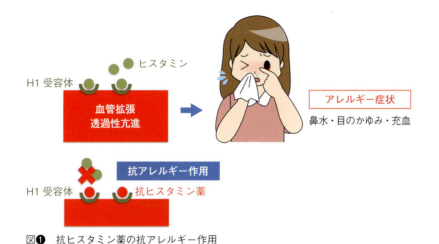

図❶　抗ヒスタミン薬の抗アレルギー作用

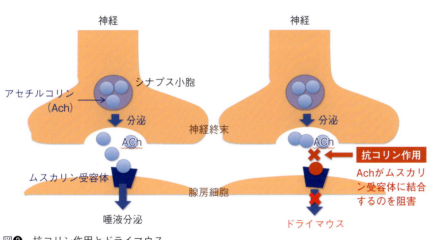

図❷　抗コリン作用とドライマウス

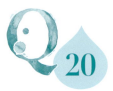# 精神や中枢神経の治療薬による ドライマウスとは？

A. 唾液分泌には、主に交感神経と副交感神経のバランスが重要で、バランスが崩れることでドライマウスの症状が生じることがしばしばあります。とくに副交感神経の伝達を阻害する「抗コリン作用」によって、アセチルコリンのムスカリン受容体への結合を阻害するために唾液の分泌が低下します（Q19図2）。

精神や中枢神経の治療薬を使わなければならない疾患では、たくさんの薬のなかから症状に適した薬に辿り着くまでに長い時間を費やしていることがあり、薬の変更には不安から強い抵抗感が生じます。このため、ようやく神経症状が落ち着いてきたばかりの患者さんでは、ドライマウスの改善のために処方医に薬の変更をお願いしても、難しいこともあるようです。薬の変更が困難なときは、ドライマウスについては対症療法を患者さんの気持ちに寄り添いながら行っていきましょう。

薬の副作用で唾液の分泌が抑制されているかは、原因と考えられる薬を変更して、症状が改善されるまでわかりません。また、変更してもしばらくはドライマウスの症状が続くこともあります。薬を変更できる場合も、変更で必ず症状が改善されるという期待を患者さんにもたせることはやめましょう。

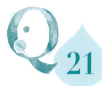 全身の状態とドライマウスの関係は？

　ドライマウスを起こしやすい疾患には、高血圧症や糖尿病、腎疾患、更年期障害などがあります。

　高血圧症の患者さんで生じるドライマウスは、降圧薬のところでも説明したように、病気そのものよりも薬の副作用によるものがほとんどです。

　糖尿病は血液中の糖が多くなり、その状態が持続する疾患で、血糖の上昇により血液の浸透圧が高くなります。そのために組織から血液へ水分が移動して血液量を増やし、尿量が増加します。また、通常、腎臓で作られた尿は排泄される途中で一部再吸収されますが、血糖値が高いと再吸収が行われず、大部分が尿として排出されてしまいます（**図1**）。このように水分が尿として大量に出ていってしまうので脱水状態となり、99％以上が水でできている唾液の量は減り、ドライマウスが起こります。

　腎臓には血液中の廃物を濾過して尿中に排泄するだけでなく、血圧のコントロールや赤血球の産生を促進するホルモンの産生、体液量やイオンバランスの調節、ビタミンDの活性化による骨の発育などさまざまな働きがあります。そのため、腎臓の働きが悪くなると夜間頻尿、むくみ、貧血、気分不快、骨量・質の低下などの症状が現れます（**表1**）。

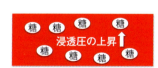
1. 血糖の上昇により血液の浸透圧が上昇

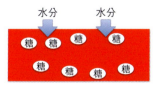
2. 組織から血液へ水分が移動

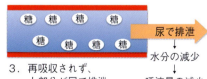
3. 再吸収されず、大部分が尿で排泄

図❶　糖尿病での水分の移動

表❶　腎臓の働きと腎不全で起こる症状

腎臓の働き	・尿の排泄、老廃物の濾過 ・血圧のコントロール ・造血ホルモンの産生 ・体液量やイオンバランスの調節 ・骨の発育（ビタミンD活性化）
腎不全で起こる症状	・夜間頻尿、尿量減少 ・気分不快、嘔吐、食欲低下 ・高血圧症 ・貧血 ・浮腫、高カリウム血症、高リン血症 ・アシドーシス（体液が酸性に傾いた状態） ・低カルシウム血症、骨量・質の低下

　正常な場合では、尿から水分やナトリウムが排泄され、循環血液量が一定に保たれます。しかし、腎臓の機能が正常の30%以下に低下した状態である腎不全では、水分やナトリウムが体内に貯留し、全身性浮腫（むくみ）や高血圧症を起こします。この浮腫や高血圧症の治療として降圧薬や利尿薬を服用すると、副作用でドライマウスが起こることがあります。腎不全が進行すると、人工透析や移植が必要になります。人工透析によって血液中のナトリウムが除去されると、循環血液量が減少するため、ドライマウスが起こります。また、人工透析を行っている患者さんは、何時間もかかる透析の時間を短くするために、水分の摂取量を1日400～700mLに制限していることがあります。身体に取り入れる水分が少ないので、唾液に使える水分も減ってしまいます。

　更年期障害は、ホルモン（とくに女性ホルモン：エストロゲン）のバランスが変化することでさまざまな症状を起こす疾患です（図2）。一般的には、更年期症状のなかでドライマウスの原因として、自律神経（交感神経と副交感神経）のバランスの乱れや多汗による影響が挙げられています。また、唾液腺には性ホルモンの受容体（エ

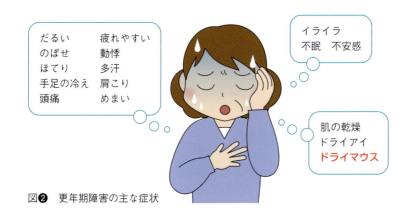

図❷　更年期障害の主な症状

ストロゲン受容体やプロゲステロン受容体など）があり、性ホルモンが唾液腺の機能に直接影響したり、唾液分泌に関係する受容体（ムスカリン受容体やβアドレナリン受容体など）に影響を与えることも報告されていることから、性ホルモンの変化がドライマウスを起こしている可能性もあります。さらに、更年期症状の一つとしてうつ症状があり、治療のために抗うつ薬などを飲み、その副作用としてドライマウスの症状が出ることがあります。

　ストレスや自律神経失調などの精神、神経疾患は身体のさまざまな不調を引き起こします。唾液腺も副交感神経と交感神経で支配されていますので、自律神経のバランスが崩れることによって、ドライマウスを起こしやすくなります。人前でスピーチしなくてはならないときには緊張で交感神経が興奮し、口が乾いて舌がうまく回らなくなったり、水が飲みたくなったりしますが、スピーチが終わりほっとすると口の乾きは気にならなくなります。このように、すぐに緊張状態から解放されればよいのですが、日常的なストレスによって緊張した状態が長く続いていると、自律神経の調節がうまくできなくなり、ドライマウスやそれ以外の身体の不調を起こすことがあります。

　また、長引くドライマウスがストレスの原因になっている場合もあります。ストレスを感じていることに早く気づき、ストレスを取り除いたり、気分転換でストレスを

発散することができればよいのですが、どうしても避けられない場合は、精神や神経の薬を使うことも症状を和らげるためには必要です。精神や神経の治療薬の副作用によりドライマウスを生じることがありますが、副作用が比較的少ない薬もあります。精神的な背景がある場合は、内科医や精神科医と連携をとりながら、歯科ではドライマウスに対する治療を行っていくのがよいでしょう。患者さんが歯科でドライマウスについて相談したり、話をするうちにストレスを感じていたことに気づいたり、気持ちが楽になることもあります。

　薬や全身的なことは、歯科単独では対応できません。医師や薬剤師と細やかな連携をとるよう心がけましょう。しかしながら、薬や身体のことをいろいろ検討して対応しても、ドライマウスの原因を複数もっている患者さんもあり、症状の軽減はあっても、以前のようなドライマウスが気にならなかったころにまで唾液量が戻らないことがほとんどです。患者さんも医療者もがっかりしてしまうかもしれませんが、唾液量や粘膜水分量が低下している状態を放置すると、口腔内細菌やカンジダ菌が増殖し、口の不快感や痛みなどがますます強くなり、う蝕や歯周病も進行することが心配されます。

　こうした事態に対する適切な処置や予防は、歯科でしかできないことを忘れず、ドライマウスの患者さんのQOL（生活の質）を低下させないよう、専門家として取り組んでください。

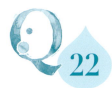

咬合異常によるドライマウスとは？

　咬合の異常はさまざまな問題を起こしますが、その1つに咀嚼が不十分になることが挙げられます。咀嚼は、唾液の分泌に深くかかわっています。咀嚼による刺激が神経を介して脳へ伝わり、唾液分泌の中枢へ連絡され、交感神経、副交感神経が興奮することで唾液が分泌されます（**図1**）。現在歯数が多い人（20歯以上）は、少ない人（19歯以下）に比べて唾液量が有意に多いことが報告されています。また、十分に咀嚼するためには、歯があるだけでなく、歯列や上下の歯の咬合も重要です。しかし、ドライマウスの患者さんは、「口の乾き」と「う蝕や歯周病による咬合・咀嚼の異常」を結びつけてイメージできないことがあります。

　ドライマウスの検査前に口の中を診察すると、欠損歯が多い、義歯が外れやすい、義歯が壊れているなどによって咬合に異常が生じ、ガムを噛むことさえ難しい場合もあります。歯の欠損をそのままにしている人と義歯を使用している人を比較すると、欠損をそのままにしている人のほうが有意に唾液量は少なく、義歯を装着することで唾液量が増加し、ドライマウスの症状が軽減することもわかっています。つまり、咬合を改善し、適切に咀嚼できるようにすることが、ドライマウスの改善に繋がるのです。ガムを噛むエクササイズが、安静時唾液の分泌を増加させることも報告されており、咀嚼は、刺激時だけでなく安静時にも影響しています。

　逆に、唾液量が咀嚼機能に影響することも報告されています。唾液量が低下すると食塊の形成が阻害され、円滑な咀嚼運動を行うことができません。さらに、唾液量が少ないと義歯の維持安定も不良になり、ますます咀嚼機能が低下する可能性があります。

　実際、ドライマウスの人は口の中で食べ物がまとまりづらく、飲み込むために飲み物や汁物を使うことがしばしばあります。食べ物を咀嚼せずに流し込んで飲み込むことが習慣になると、咀嚼による唾液腺への刺激が減ってしまい、咀嚼すれば分泌され

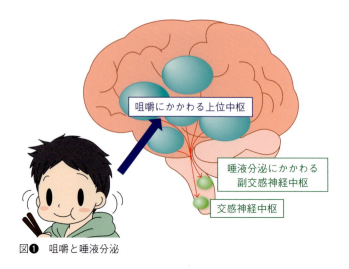

図❶　咀嚼と唾液分泌

るはずの唾液も出せていない可能性があります。
　唾液腺に咀嚼による刺激を与えることは、唾液腺機能を低下させないために重要です。人の体は使わないと機能が低下していきます（廃用性萎縮）。噛めない状態を早期に発見し、咬合を改善してよく噛めるようにすることが、ドライマウスを防ぐことに繋がります。

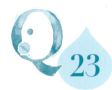

Q23 口呼吸によるドライマウスとは？

A. 風邪や鼻炎で鼻が詰まり、鼻で呼吸できないと、口で息をしなければならなくなります。開咬（前歯が咬み合わない状態）や口輪筋の筋力低下による口唇が開いた状態も、口呼吸を引き起こす原因になります（図1）。口呼吸になると乾いた空気が直接口を通るため、唾液が蒸発して粘膜が乾燥し、ドライマウスの症状が起こります。しかし、その他の原因によるドライマウスとは異なり、唾液の分泌の低下によるものではないので、唾液量の検査をしても異常はみられません。

鼻の疾患が原因の場合は、その疾患に対する治療が必要ですし、口輪筋の筋力低下であれば、口輪筋を鍛えるトレーニングが口呼吸の改善に役立ちます。開咬の場合は、

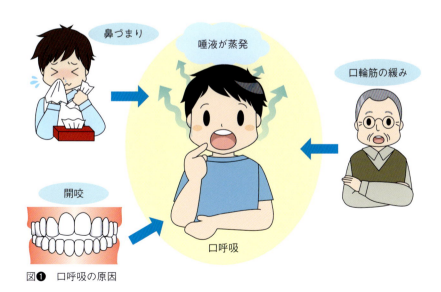

図❶　口呼吸の原因

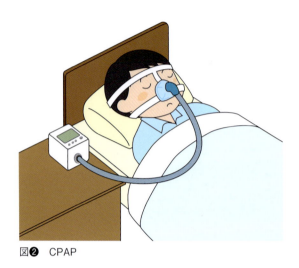
図❷　CPAP

　開咬の原因を取り除くとともに、歯列矯正が必要な場合もあります。寝ているときに自然に口が開いてしまうことで、目が覚めたときに口の乾きを強く感じる場合もあります。こうしたケースでは、乾いた空気を口で吸い込み、唾液が蒸発するのを防ぐ目的で、マスクの着用を勧めます。
　眠っているときにいびきをかいたり、息が止まるなどの症状がある場合は、睡眠時無呼吸症候群が疑われます。その際には、持続式陽圧呼吸療法（CPAP：シーパップ）という鼻に装着したマスクから空気を持続的に送り込み、気道の閉塞を防ぐ治療が行われることがあります。CPAPを装着すると、送り込まれた空気が口にも流れ込むため、口の乾きを感じやすくなることがあります（**図2**）。

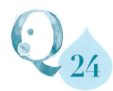 **唾液分泌の日内変動とは？**

 ドライマウスの患者さんのなかには、夕方から夜、あるいは明け方に乾きの症状が酷くなると訴えることがあります。

　人の体には24時間で変化するリズムがあり、体温や唾液分泌も変化しています。安静時唾液分泌速度は、夕方にピークに達し、夜に向かって低下していきます。夜中はほとんど分泌されておらず、明け方に分泌が始まります（図1）。ドライマウスの場合、このリズムに合わせて乾きの症状が酷くなります。

　睡眠時に乾きの症状が気になる患者さんの場合、乾きで目が覚めてしまうこともあるようです。枕元に水や保湿剤を準備して寝るようにしてもらうことで、改善されるケースもあります。夜は唾液が日中より減ってしまいますので、口腔内細菌が増えやすい状態になります。細菌によって口腔内環境を悪化させないためにも、就寝前のブラッシングはとても大切です。

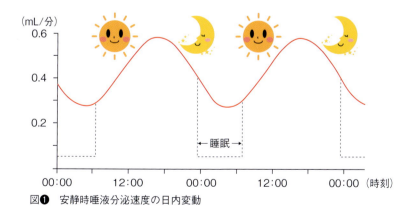
図❶　安静時唾液分泌速度の日内変動

【参考文献】
1）Dawes C.：Rhythms in salivary flow rate and composition. Int J Chronobiol, 2: 253-279, 1972.

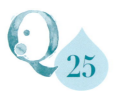
Q25 ドライマウスの治療方法は？

A ドライマウスの治療方法は、原因除去療法と対症療法に分かれます。原因除去療法は、う蝕・歯周病の治療や補綴治療による咬合の改善、ドライマウスの副作用のある薬の変更や減量、疾患（糖尿病や更年期障害、自律神経失調、鼻炎など）の治療、ストレスの軽減などです。治療に時間がかかり、すぐに効果が現れないことも多いため、対症療法を併せて行うことが必要になります（**図1**）。

対症療法はドライマウスの症状ごとに異なりますが、まずは口の乾きと粘膜の痛みへの対応を行っていきます。これらに対してよく用いられるのが、含嗽薬や保湿剤です。最近では保険内外を問わず、たくさんの薬や商品があります。口の感覚はとても敏感ですので、味や刺激により使い続けることができるもの、できないものが人それぞれで違います。また、毎日使うものなので、費用の面でも患者さんの受け入れ方はさまざまです。症状の程度や患者さんの好みによって、どの薬や商品を使うのかを決めておくとよいでしょう。

参考までに、筆者が使用しているものを**表1**に示します。

手の皮膚が荒れて痛いときには、ハンドクリームで保湿し、保護します。ドライアイがあれば、保湿成分の入った点眼薬を1日に何度か使います。ドライマウスも同じで、乾きを放っておくと炎症が続き、痛みの原因になります。症状が軽いうちに保湿し、症状を悪化させないことがポイントです。なかには、何度もうがいしたり、保湿剤を塗るのが煩わしい方もいます。そうした方には、日中は水やお茶を少しずつ摂り、寝る前に含嗽薬や保湿剤を使って粘膜を保護しておくと、次の日が楽になると伝えましょう。

ドライマウスの原因がシェーグレン症候群や放射線治療の影響である場合、唾液の分泌を促すために内服薬を使います。副作用で発汗や消化器症状などが起こることがありますが、量や服用回数を調節することで、継続して服薬できます。薬の効いてい

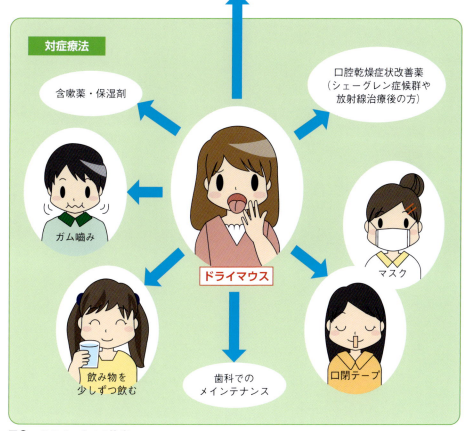

図❶　ドライマウスの治療

表❶　筆者がドライマウスの治療の際に使用している含嗽薬など

アズノール うがい液4% （日本新薬）	ネオステリングリーン うがい液0.2% （日本歯科薬品）	ポビドンヨード ガーグル液7% （Meiji Seika ファルマ）	バイオティーン （グラクソ・スミスクライン）
アズレンスルホン酸ナトリウム水和物を含む含嗽薬。咽頭炎、扁桃炎、口内炎、急性歯肉炎、舌炎、口腔創傷の治療薬として用いられる。1回5～6滴を100mLの水に薄めて、1日数回使用する	ベンゼトニウム塩化物を有効成分とした殺菌作用のある含嗽薬。口腔内の消毒、抜歯創の感染予防として用いられる	ポビドンヨードを有効成分とする外用殺菌消毒薬。ヨウ素を遊離することにより、広範囲の微生物に対して殺菌作用を示す。各種細菌の他、真菌やウイルスに対しても有効である。ヨウ素に対して過敏症のある人（ヨードアレルギー）には用いることができない	口の中を潤すためのジェル。粘膜に適量を塗る。1日3～5回使用可能。人工甘味料として、キシリトールを使用している

る間は乾きを感じにくくなり、唾液の成分により口腔内環境を守ることができます。ただし、乾きの改善は、唾液を分泌する唾液腺の腺房がどの程度残っているかによります。ガムテストの結果が1mL／5分以上であれば、残っている唾液腺で潤いを感じることができる可能性がありますので、試してみるとよいでしょう。

　唾液を出す手軽な方法は、ガムを嚙むことです。ガムを口に入れると自然に嚙み続け、また味覚の刺激もあるので、唾液腺から刺激時唾液が分泌されます。唾液腺に障害がなければ、唾液の分泌をより実感できるでしょう。また、障害がある場合も、嚙

んでいないときよりは潤いを感じる人が多くいます。ただし、継続的に長い時間噛み続けると、顎関節症状などを起こす場合があります。食後の10分間や乾くときに使うなど、時間を決めて行うとよいでしょう。

外気の乾燥は、他の原因と合わさってドライマウスの症状を悪化させることがあります。また、病気はなくても、夜間の寝ているときに無意識に口が開いて、口呼吸になってしまうこともあります。マスクや口閉テープで口から水分が蒸発するのを防ぐと、症状が和らぐこともあります。ただし、呼吸が苦しくなる場合には、耳鼻科や内科などを受診して、治療が必要な病気がないか、診察を受けてもらいましょう。

特殊なことではないので忘れがちですが、歯科でのメインテナンスはどの原因の患者さんにも必要です。ドライマウスにより、口を守る唾液の働きが低下します。抗菌、自浄、再石灰化の作用の低下により、口の中の菌が増えやすくなり、う蝕、歯周病、口腔カンジダ症が起こりやすくなります。これらを予防できるのは歯科だけです。

ドライマウスの人はう蝕や歯周病が進行し、抜歯となった場合、唾液が少ないため粘膜に義歯を合わせるのが困難になります。患者さんがドライマウスだとわかったら、そうではない人以上に、いまある歯とそれを支える歯周組織の健康に留意し、患者さんの歯を守り続けることが、つらい口のトラブルを防ぐことになります。

ドライマウスと向き合っていくには、患者さんと歯科医療者がともに理解できる検査で唾液分泌の減少の程度をあきらかにし、原因をできるだけ絞り込み、原因に合った対応を行っていくことが大切です。ドライマウスは体調や生活の変化によって再燃したり、悪化しますが、早期に発見し、適切に対応することで進行を抑え、症状を軽減することができます。そうした変化に、口腔のスペシャリストとして対応することが求められています。

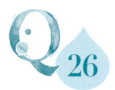

Q26 唾液腺マッサージのポイントは？

A 唾液腺マッサージは、主に大唾液腺（耳下腺、顎下腺、舌下腺）を刺激して唾液分泌を促す方法です（図1）。口腔リハビリテーションの一環として臨床的に応用され、その成果も報告されています。とくに、安静時唾液の分泌を促す効果があります。継続して行うことで、薬による副作用で唾液量が減少している患者さんでも、薬の変更や減量をせずに、安静時唾液量の増加と口腔乾燥感の改善が期待できます。

それぞれの唾液腺を刺激するのに適した手技を検討された、原 久美子氏（神戸常盤大学）の方法を紹介します（図2）。

1．患者さんが自分で行う場合

耳下腺：①手のひらをすり合わせて温め、耳たぶの前に手のひらを当てて、耳下腺を温刺激します。②人差し指から薬指までの3指を耳たぶの下に当てたまま、ぐるぐる回します。回した後に耳たぶの前から中指を小鼻の方向に滑らせ、上の奥歯あたりで止め、2〜3秒圧迫して離します。以上を3回行います。

顎下腺：下顎骨の内側の軟らかい部分に親指を当て、舌を突き上げるように押し上げます。そのまま耳の下から顎の先まで順番に押し上げます。

舌下腺：両手を組んで親指を立て、下顎の骨の内側に親指を当て、舌が上顎に付くくらい押し上げます。

以上を1セットとして、1回につき3セット繰り返します。最後に顎の下をトントン軽く叩いて終了とします。

2．患者さんに施術する場合

顎下腺、舌下腺のマッサージは、親指ではなく、人差し指から薬指の3指を用います。このとき、添えた指は曲げるよ

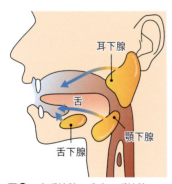

図❶ 大唾液腺の分布。唾液腺マッサージでは大唾液腺を刺激する

耳下腺刺激（3回）		顎下腺刺激	舌下腺刺激
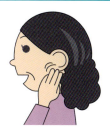	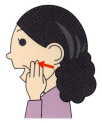	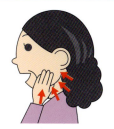	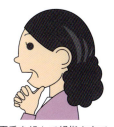
耳下腺部を温めた後、人差し指から薬指までの3指を耳たぶの下に当て、ぐるぐる回す	回した後に耳たぶの前から中指を小鼻の方へ滑らせ、上の奥歯あたりで止め、2〜3秒圧迫して離す	下顎骨の内側の軟らかい部分に親指を当て、舌を突き上げるように押し上げる。そのまま耳の下から顎の先まで順番に押し上げる	両手を組んで親指を立て、下顎骨の内側に親指を当て、舌が上顎に付くくらい押し上げる。顎の下をトントン軽く叩いて終わる

図❷　唾液腺マッサージ（参考文献[1]）より引用改変）

うにして下顎の内側にしっかり入れ、下顎枝の裏側あたりから舌下腺までをゆっくり押し上げます。

　唾液腺マッサージは、歯磨き後や起床時、就寝前などに行うのがよいといわれています。毎日継続することが大切なので、患者さん自身に行いやすいタイミングを決めてもらい、日常生活のなかに規則的に取り入れて、無理なく行えるように指導しましょう。

　唾液腺マッサージの効果は、早くて1ヵ月、多くは半年から1年くらいで口の潤いを実感できるようになります。すぐに効果が出るものではないので、患者さんはがっかりするかもしれませんが、続けることで常に必要であった飴や清涼飲料水が不要になったり、会話にも困らなくなったという報告例もあります。唾液腺マッサージを成功させるためには、「焦らず毎日続けること」がポイントです。患者さんが唾液腺マッサージを継続できるように、手技の確認や心理的サポートを毎回の受診時に行っていきましょう。

【参考文献】
1）原 久美子：唾液腺マッサージによる唾液腺機能賦活に関する研究．広大歯誌，40（1），2008．

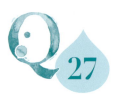

Q27 MFTは唾液分泌に有効なの？

A 　口腔筋機能療法（Oral Myofunctional Therapy：MFT）は、指しゃぶりや口呼吸によって生じた舌や口腔周囲筋のバランスの異常を、舌や口唇の訓練で調和のとれた状態に改善するもので、唾液分泌量の低下の改善にも効果があるといわれています。とくに、薬剤や保湿剤の使用に抵抗のある患者さんや、口呼吸が原因のドライマウスの方にはぜひ行ってみましょう。

　数多くある訓練方法のうち、ポッピング、バイト、スラープスワロー、イー・ウー、オープンアンドクローズなどが、唾液分泌を促すMFTとして推奨されています（**図1**）。

ポッピング：舌尖をスポット（口蓋の切歯乳頭後方部）に付け、舌全体を口蓋に吸い上げます。口を大きく開け、舌小帯をできるだけ伸ばします。舌で口蓋を弾くように、ポンと音を立てます（10〜15回）。

バイト：舌尖をスポットに付け、咬筋（頰）に指先を置きます。臼歯をぎゅっと噛みしめ、筋肉が緊張して硬くなることを確認します。舌尖をスポットに付けたまま力を抜いて休みます（2〜5回）。側頭筋（こめかみ部と耳の上方部）も同様に行います（**図2**）。

スラープスワロー：舌尖をスポットに付け、舌全体を口蓋に吸い上げ、上顎犬歯後方にストローを置いて、軽く咬み合わせます。スプレーの水を口角から臼歯方向にシュッとひと吹きします。舌の側方から水を一気に吸い込み、臼歯をしっかり噛みしめ、口唇を開けたまま飲み込みます（左右交互に5〜8回）。

イー・ウー：口をできるだけ横に広げて「イー」と言い、口をできるだけすぼめて「ウー」と言います（5〜8回）。

オープンアンドクローズ：舌を口蓋に吸い上げて口を大きく開け、できるだけ舌小帯を伸ばします。舌全体を口蓋に吸いつけたまま、臼歯を噛みます（10〜15回）。

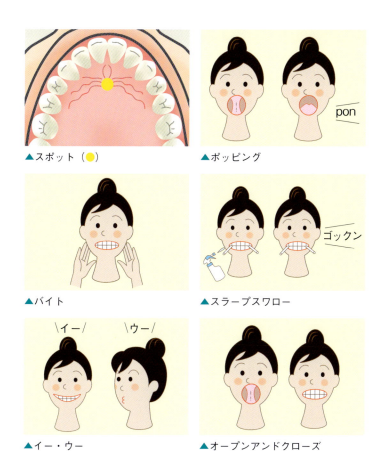

▲スポット（●）　▲ポッピング

▲バイト　▲スラープスワロー

▲イー・ウー　▲オープンアンドクローズ

図❶　口腔筋機能療法（MFT）（参考文献[1]）より引用）

　MFTも唾液腺マッサージと同様に、唾液が出ていると実感するまでには時間がかかる治療方法です。患者さんが毎日継続できるように、サポートが必要です。

【参考文献】
1）山口秀晴, 大野粛英, 橋本律子（編）：はじめる・深めるMFT　お口の筋トレ実践ガイド. デンタルダイヤモンド社, 東京, 2016.

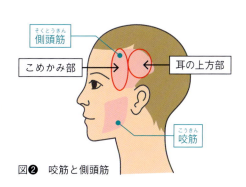

図❷　咬筋と側頭筋

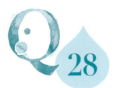

28 噛みごたえと唾液分泌の関係は？

A 噛みごたえの小さいもの（軟らかいもの）を好んで食べると、咀嚼回数が少なくなります。咀嚼により唾液分泌は促進されるので、咀嚼をしなくなると唾液は出なくなります。逆に、唾液の分泌が衰えてくると、食べ物を飲み込むために飲み物や汁物などが必要になります。そして、あまり噛まずにすぐに流し込んで飲んでしまうことが習慣化されると、ますます唾液が出なくなります。

食事のときにしっかりと噛むことはとても大切ですが、いつも回数を数えながら食事をするのはたいへんです。そこで、意識しなくても噛まざるを得ない、噛みごたえのある食物を食事に取り入れると、自然と咀嚼回数が多くなり、唾液分泌を促進することができます。

噛みごたえのあるものの代表は、さきいか、みりん干し、生の人参やセロリ、豚ヒレや牛モモのソテー、乾パン、ピザ、餅、お菓子ではかりんとう、アーモンド、干しぶどうなどがあります。噛みごたえの小さいものは、ゼリー、プリン、みかんなどの缶詰、すいか、メロン、茹でた大根やじゃがいもなどです。ごはんや茹でた葉物野菜、ごぼう、さやいんげんなどは、中等度くらいの噛みごたえです（図1）。また、同じ食材でも、サイズを大きめにすることで、飲み込むまでの咀嚼回数が多くなります。調理方法によっても、噛みごたえは変わります。

常に噛みごたえのあるものを食べる必要はありませんが、栄養面と同様に噛みごたえのあるものをバランスよく食事や間食に取り入れてもらうと、唾液分泌を促進できます。

噛みごたえ度		食　物	
1	軟らかい	豆腐、じゃがいも（茹で）、大根（茹で）、ゼリー、プリン、みかん（缶）	
2		コンビーフ、人参（茹で）、バナナ、だし巻き卵	
3		食パン、納豆、ソーセージ、カステラ、ポテトチップス	
4		うどん、こんにゃく、ごぼう（茹で）、さやいんげん（茹で）、りんご	
5		白玉だんご、ご飯、鮭（焼）、ほうれん草（葉・茹で）	
6		スパゲッティー（茹で）、イカ（茹で）、エビ（茹で）、レタス（生）	
7		ピザ、餅、大根（生）、かりんとう、アーモンド、干しぶどう	
8		乾パン、油揚げ、キャベツ（生）	
9		豚ヒレ（ソテー）、牛モモ（ソテー）、セロリ（生）	
10	硬い	さきいか、みりん干し、人参（生）、たくあん	

図❶　食物の噛みごたえ度。度数が高いほど噛みごたえがある（参考文献[1]より引用改変）

【参考文献】

1）赤坂守人，他（監）：食物かみごたえ早見表．埼葛歯科医師会　公衆衛生部・学校歯科部．

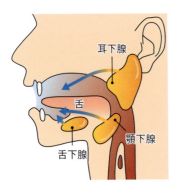

Saliva

3

唾液と検査、疾患

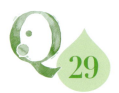

Q29 唾液とう蝕原性菌との関係は？

A う蝕は、歯周病とともに「歯科の二大疾患」といわれる一般的な病気です。原因は、細菌（う蝕原性菌）で、う蝕を発生させるミュータンス連鎖球菌群（ミュータンス菌、ソブリヌス菌など）と、発生したう蝕の進行に関係する乳酸桿菌（ラクトバチラス菌）が代表的です。どちらも酸を産生して歯を溶解させていきます。また、う蝕は多因子性疾患といわれるように、その発生と進行には細菌に加えて、歯の質、飲食の内容や回数などとともに唾液の減少も大きくかかわっています（図1）。

　口腔は外界と繋がる部分で、病原性の強い菌の入口になります。しかし、強い病原性菌によって発生する口腔の疾患は多くはありません。なぜでしょうか？　その理由のひとつとして、口腔内には常在菌が住みついているため、新たな菌が入ってきても、定着して増殖するのが難しいということが挙げられます。

　口腔常在菌は、約700種類、1,000億個以上といわれ、そのほとんどが連鎖球菌で占められています。常在菌は病原性の弱い菌で、宿主である私たちを強い病原性をもつ菌から守る役割を果たしていますが、その量やバランスが崩れると常在菌による障

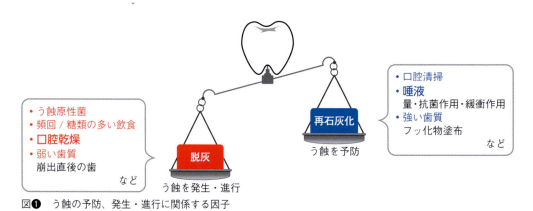

図❶　う蝕の予防、発生・進行に関係する因子

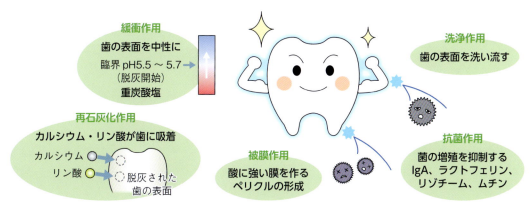

図❷　唾液がう蝕を予防する作用

害が出てきます。デンタルプラーク（プラーク）は口腔常在菌の生息部位で、1 mg中に約10億個もの細菌が存在し、その数は大便に匹敵するといわれています。プラークが付着している部分から発生するう蝕は、常在菌による障害の一つです。ブラッシングに代表される口腔清掃の不良が口腔常在菌が増えすぎる一般的な原因ですが、唾液量の減少も常在菌の増殖に繋がります（**図2**）。

1．量が減ることの影響（洗浄作用）

　唾液は、1日に約1〜1.5L分泌され、歯と粘膜表面から食物残渣や菌を洗い流す作用があります。唾液量が減るとその作用が不十分となり、う蝕のリスクが高くなります。

2．抗菌物質が減ることの影響（抗菌作用）

　唾液が減少するとそのなかに含まれているさまざまな抗菌物質も減り、口腔常在菌の量やバランスが崩れます。抗菌物質の代表として、たとえばラクトフェリンは、細菌が生育するのに必要な鉄イオンと結合して細菌が鉄を利用できなくします。ミュータンス菌の生育も抑えることが報告されています。また、分泌型免疫グロブリンIgAは、唾液のタンパク質と一緒に働いてミュータンス菌を凝集させて除去します。その他、細菌を溶解させる作用を有するリゾチームや細菌の代謝を抑制するペルオキシダーゼも含まれています。唾液の粘性のもとであるムチンは、粘膜の表面を覆って乾燥から保護したり、咀嚼や嚥下を円滑にするのに加えて、菌を凝集させて歯への過剰な付着を防ぐ役割ももっています。

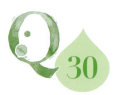

Q30 唾液と歯との関係は？

歯は常に唾液に覆われています。唾液には洗浄作用、抗菌作用に加えて、う蝕から歯を守る多くの働きがあります（Q29図2）。

1．歯の表面を保護する役割（被膜作用）

唾液由来の糖タンパクを含むペリクルが歯の表面を覆い、う蝕原性菌が産生する酸や飲食物に含まれる酸から歯を守っています。エナメル質は、私たちの身体のなかにある最も硬い物質で、水晶と同じくらいの硬さがあります。しかし、酸には弱く、pHが5.5～5.7よりも低くなると表面のエナメル質からリン酸カルシウム（ハイドロキシアパタイト）が溶け出す「脱灰」が始まります。糖タンパクであるペリクルは、酸に強く、歯の表面の脱灰を防いでいます。一方で、細菌がプラークを形成する足がかりにもなります。

ペリクルの厚さは0.1～1μm（1μm＝1/1,000mm）ととても薄く、PMTCなどによる研磨でなくなってしまいます。しかし、数分後には、再び歯の表面を覆います。

2．歯が溶けるのを防ぎ、溶けた状態をもとに戻す役割（再石灰化作用）

唾液の中にはカルシウムやリン酸塩が含まれています。それらが、歯の石灰化成分であるリン酸カルシウムが溶け出すのを防いでいます。また、歯からリン酸カルシウムが溶け出したときには、それを補充する「再石灰化」の役目も果たしています。唾液の分泌速度が高まると、カルシウムの濃度も高くなり、再石灰化を促進します。

3．口の中や歯の表面が酸性状態になったときに中性に戻す役割（緩衝作用）

口の中は中性に保たれていますが、炭酸飲料、乳酸菌飲料や柑橘類など、酸性のものを摂取すると、一時的に酸性になります。また、糖や炭水化物を含む飲食物が入ると、う蝕原性菌はそれらを分解して酸を産生します。歯肉縁よりも歯冠側に付着する歯肉縁上プラークはう蝕原性菌が主体であり、それらが産生した粘性物質などと一緒になってバイオフィルムを形成しています。プラーク内で作られた酸はその中で留ま

り、酸性状態が長く続きます。プラークの沈着部位からう蝕が発生するのは、そのためなのです。

　酸っぱいと感じる酸性のものを口に入れると、唾液がたくさん出てくるのを感じることがあると思います。唾液の量が増えることで酸が希釈されます。

　そして、唾液には緩衝作用という機能もあります。

　緩衝作用とは、pHの変化に抵抗する能力のことです。唾液の緩衝作用を担う最も重要な成分は、重炭酸塩（HCO_3^-）です。重炭酸塩は、酸性のものに含まれている水素イオン（H^+）と反応して炭酸（H_2CO_3）になり、それがすぐに水（H_2O）と二酸化炭素（CO_2）に分解されます。化学式では、「$HCO_3^- + H^+ \Rightarrow H_2CO_3 \Rightarrow H_2O + CO_2$」となります。重炭酸塩は唾液に含まれていますが、導管を通る間に吸収され、減ってしまいます。分泌速度が高くなると吸収される量が少なくなり、重炭酸塩を多く含む唾液が口の中に分泌されます。

　飲食によって酸性に傾いたpHは、同じ飲食の刺激で分泌速度が高まる刺激時唾液中の重炭酸塩の作用によって中性に戻されるという、合理的なシステムが作られています。

　ちなみに、重炭酸塩の他にリン酸塩（$H_2PO_4^-$）も、緩衝能の役割を果たしています。

◎臨床に活かしてほしいポイント

　歯は、唾液のさまざまな作用によってう蝕から守られていますから、唾液の減少はう蝕の大きなリスクとなります。う蝕は、永久歯が萌出する小児期に発生しやすい病気と捉えられています。しかしながら、現在の日本では、小児におけるう蝕は減少しており、平成26年度文部科学省学校保健統計調査では、12歳児の永久歯のう蝕経験歯数（未治療のう歯、う蝕で治療後の歯、う蝕で抜歯した歯の合計数）は1と報告されています。

　一方で、高齢者における根面う蝕の増加が問題となっています。8020運動の成果により、高齢になっても自分の歯を多くもち続けている人が増えています。ところが、歯肉の退縮で根面が露出し、そこに根面う蝕が発生しやすくなっています（**図1**）。歯根の表面はセメント質で、エナメル質に比べて石灰化度が低く、脱灰が起こりやす

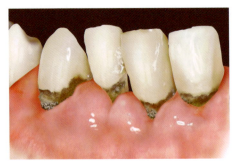
図❶　高齢者における歯肉退縮と根面う蝕

いといえます。加えて、高齢者ではいろいろな要因で唾液量が減少しがちであるため、う蝕のリスクが高くなります。根面う蝕では、歯が折れてしまうこともあります。

　「むし歯は子どもの病気」と思っている患者さんも多いと思います。口の機能を保ち、食事や会話を楽しむために、どの年代でもう蝕予防が大切なことを患者さんに伝えましょう。

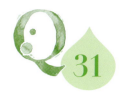
唾液を用いるう蝕活動性検査とは？

A　糖尿病や高血圧症などの生活習慣病への対応は、発症してからの治療ではなく、発症のリスクを取り除いて予防することが大切です。口腔常在菌によって発生し、食習慣などが関係してゆっくりと進行していくう蝕も生活習慣病のひとつです。その効果的な予防には、発生のリスクを検査によって個人ごとに客観的に評価し、検査結果に基づいた的確な指導が必要です。

　患者さんは、う蝕について「予防には歯磨きが大切」、「甘い物は歯に悪い」などの一般的な知識はもっています。しかし、いまの自分にとってう蝕の予防には何が必要かは、検査で評価しないとわかりません。う蝕活動性検査は、患者さん一人ひとりのいまの状態を把握し、将来のう蝕の発症リスクを推測するものです。その結果は、治療やメインテナンス計画の立案に役立てられます。

　検査に用いる試料（検体）には、プラークと唾液があります。プラークは、う蝕原性菌を調べるのに用います。しかし、一定量を採取することが難しいため、菌が多いか少ないかの比較が困難です。また、どの歯からプラークを採取するのかも問題です。

　これに対し、パラフィンワックスを噛んで採取する刺激時唾液では、剥がれ落ちた菌の中にう蝕原性菌が含まれているので、一定量の唾液の中の菌数を比較できます。さらに、唾液の量と緩衝作用も調べることで、多因子性疾患であるう蝕のリスクを攻撃（う蝕原性菌）と防御（唾液の量と緩衝作用）の両面から、総合的に評価できます。

　唾液量は、パラフィンワックスや味のないガムベースを噛んで口の中に分泌された唾液をすべてコップの中に吐き出し、その量を計ります。採取時間は、通常5分間です。最初の30秒～1分間の唾液は、咀嚼するよりも前に唾液腺の中に溜まっていた唾液の可能性があるので飲み込み、その後の5分間で唾液を集めます。

　唾液を用いるう蝕活動性検査には、市販の製品を使うのが一般的です。いろいろなものがありますから、それぞれの特徴を知り、目的に合ったものを選びましょう。

う蝕活動性検査で注意することは？

　唾液を用いるう蝕活動性検査を実施する際、守らなければならない点を**表1**に示します。
正しい方法で検査し、正確なデータを患者さんに提供できるようにしましょう。

表❶ う蝕活動性検査の際に守らなければならない点

1	菌を培養する場合、病気や怪我などで抗菌薬を使用しているときには使用後2〜3週間以上すぎてから調べる。薬の影響が残っているとその作用で口腔内の菌も抑制され、普段は菌が多いのに少ないという誤った結果になってしまうことがある
2	歯磨剤や洗口剤にも抗菌薬が含まれていることがある。試験の12時間前から使用しないようにする
3	口腔内の細菌数は、飲食、喫煙、歯磨きの影響を受けるため、検査前1時間はそれらを避ける。検査前に洗口や歯垢検知液を使用したときにも検査できない
4	検査中は、患者さんの側でじっと見ることはやめる。患者さんが緊張して、唾液の量が減ってしまう可能性がある。また、患者さんによっては話し出して、咀嚼に集中できないこともある

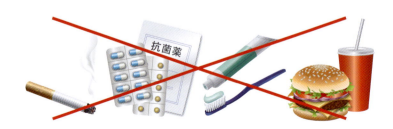

Q33 緩衝作用の測定にはどんな方法があるの？

A　口腔内から採取される唾液（全唾液）は、唾液本来の成分に加えて口腔内細菌、歯肉溝滲出液など、口腔の状態を反映するさまざまな物質を含んでいます。唾液は、特別な器具を使わなくても簡単に採取でき、採取時に痛みもないため、唾液そのものの量や性質に加えて口腔の状態を評価する検査の材料（検体）として一般の歯科医院でも用いられています。その代表的なものがう蝕活動性検査です。

すでにう蝕がある患者さんに治療を行うのはもちろんですが、これ以上う蝕を増やさないための予防を中心としたメインテナンス計画も重要になります。う蝕は、攻撃因子であるう蝕原性菌（ミュータンス連鎖球菌とラクトバチラス菌）による酸の産生とそれから歯を守る防御因子とのバランスでリスクの程度が決まります。唾液ではその両方を調べることができます。結果を目に見える形で示すことで、医療者と患者さんとが一緒にいまの状態を理解し、これからの計画に役立てるとともに、メインテナンス時にも行うことで、状態が改善されているかを評価することができます。

う蝕の発生と進行は、う蝕原性菌が作る酸でリン酸カルシウム（ハイドロキシアパタイトの成分）が溶け出す「脱灰」と、唾液などに含まれるリン酸やカルシウムイオンによって補修される「再石灰化」のバランスが崩れ、脱灰へ傾いた結果です（Q29図1）。歯の表面のエナメル質の脱灰は、pH 5.5～5.7（臨界pH）よりも低くなると始まります。

それに抵抗するのが、唾液の緩衝作用です。飲食で下がったpHは、飲食時に分泌される唾液（＝刺激時唾液）に含まれる、主に重炭酸塩によって中性に戻されます。重炭酸塩の濃度には個人差があるため、一人ひとりで緩衝作用が異なります。そこで、ガムベースやパラフィンを噛み、飲食時の咀嚼を模倣した状態で採取した刺激時唾液を用いて緩衝作用の程度を調べます。緩衝作用が十分でないと飲食後にpHの低い状態が続き、長い時間、歯が酸性状態に曝されることから、う蝕の発生するリスクが高く

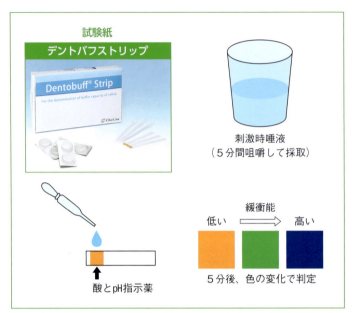

図❶　緩衝作用の検査。試験紙・デントバフストリップ（写真提供：オーラルケア）

なります。

　緩衝作用の検査は、唾液と酸とを反応させ、唾液が酸をどの程度中性に近づけることができるかで判定します。酸を染みこませた試験紙や酸を入れたチューブに唾液を作用させ、酸と一緒に含まれているpH指示薬（pHの変化によって色調が変わる試薬）の色の変化で判定します。

●試験紙で調べるもの（図1）

　デントカルトシリーズ（オーラルケア）のデントバフストリップや、CRTバッファ（IvoclarVivadent）では、酸とpH指示薬を染み込ませた試験紙（ストリップ）にスポイトで刺激時唾液を垂らし、5分後に試験紙の色の変化をカラーチャートと比較して、緩衝作用を「高い」、「中程度」、「低い」の3段階で判定します。子どもでも視覚

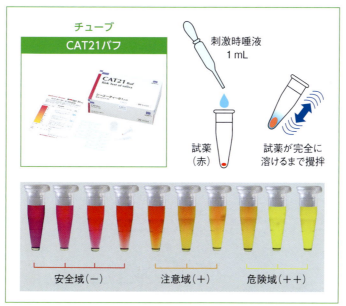

図❷　緩衝作用の検査。チューブ・CAT21バフ（写真提供：モリタ）

的に理解でき、チェアーサイドでの動機づけに使用したり、操作が簡便なので、健診でたくさんの人を検査するときにも適しています。

●チューブで調べるもの（図2）

　CAT21バフ（モリタ）では、酸とpH指示薬が入ったテストチューブ内に刺激時唾液を1mL加え、蓋をして底の試薬（赤色）が完全に溶けるまで振ります。試薬が完全に溶けて気泡がなくなったら、すぐに判定用の色見本（赤から黄色までの10色）とテストチューブ内の液の色を比べて判定します。

Q34 細菌の測定にはどんな方法があるの？

A う蝕の攻撃因子であるう蝕原性菌を対象として、多いか少ないかを測定します。口の中全体から菌を唾液中に拡散させるために、パラフィンやガムは、口の中でまんべんなく噛むようにします。

簡便な方法としては、唾液を試験紙に垂らし、試験紙の色の変化によって間接的に菌が多いかどうかを調べるものもあります。

●培養で調べるもの（図1、2）

CRT バクテリア（IvoclarVivadent）、デントカルト SM、デントカルト LB（以上オーラルケア）では、目的とする菌を選択的に増やすことのできる選択培地を用いて、唾液中のミュータンス連鎖球菌、ラクトバチラス菌を培養し、形成されたコロニーの数（＝生きていて培養によって増殖した菌の数）でう蝕のリスクを判定します。

CRT バクテリアでは、裏表にミュータンス連鎖球菌用とラクトバチラス菌用の2種類の選択寒天培地があり、それぞれ全体に唾液を垂らして培養試験管に戻し、内部をやや嫌気状態にするために、炭酸水素ナトリウムタブレットを一緒に入れて蓋をしっかりと閉め、37℃で48時間培養します。形成されたコロニーの密度を見本のチャートと比較して、どれに近いかで判定します。コロニー数が 10^5 CFU（Colony Forming Unit）/mL よりも多い場合、リスクが高いとします。

デントカルト SM にはプラスチック製のストリップが2枚入っていて、刺激時唾液とプラークの両方でミュータンス連鎖球菌を調べます。唾液は、ガムを噛んだ口の中にストリップ（ストリップミュータンス）を入れ、舌の表面に軽く5往復させて、ストリップに直接採取します。バシトラシン錠（ミュータンス連鎖球菌以外の菌の発育を抑える）をあらかじめ入れた試験管内にストリップを入れ、キャップを緩めた状態で、37℃で48時間培養します。青くなっているコロニーの数をチャートと比較して、0〜4で判定します。

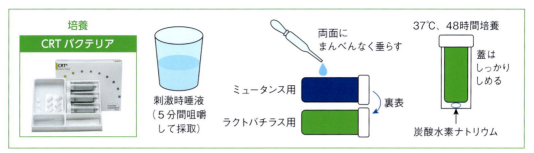

図❶ う蝕原性菌の検査。培養・CRTバクテリア（写真提供：IvoclarVivadent）

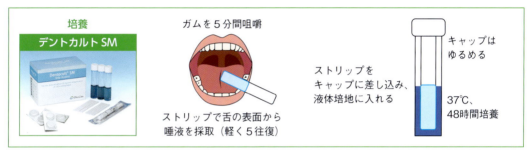

図❷ う蝕原性菌の検査。培養・デントカルトSM（写真提供：オーラルケア）

　デントカルトLBでは、刺激時唾液をまんべんなく培地に垂らし、試験管に入れて蓋をしっかり閉めます。37℃で96時間培養後、形成されたコロニーの数をチャートと比較して、0～4で判定します。

●還元能を調べるもの（図3、4）
　レサズリン指示薬は、青色ですが、う蝕原性菌が増殖すると還元性が高くなり、赤～無色に変化します。この色の変化を利用して、う蝕原性菌の活動性を判定します。
　CAT21ファスト（モリタ）では、刺激時唾液1mLをレサズリン指示薬の入っているチューブに加え、蓋をしてよく攪拌し、37℃で20分間培養後、色を色見本と比較して判定します。変化のない青が安全、赤～無色になると危険と判定します。
　RDテスト「昭和」（昭和薬品化工）は、レサズリン指示薬を含ませた試験紙で判定する方法です。刺激時唾液0.03mLを試験紙の青い丸の部分にスポイトで垂らし、

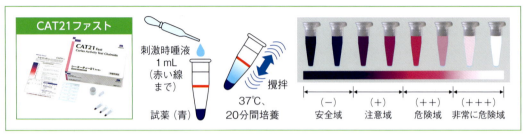

図❸　う蝕原性菌の検査。還元能・CAT21ファスト（写真提供：モリタ）

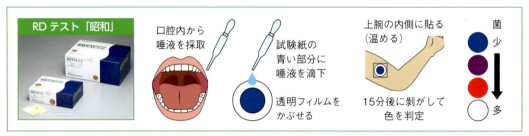

図❹　う蝕原性菌の検査。還元能・RDテスト「昭和」（写真提供：昭和薬品化工）

　上腕の内側に貼り付けて体温で15分間温め、色の変化を見本と比べて判定します。短時間で結果がわかり、培養器も使わないため、健診でも使うことができます。
　なお、検査に使用する試薬や培地には使用期限があります。期限をすぎたものを使用すると、結果が正しいか保証できません。管理には注意が必要です。また、唾液が付着した培地などは、医療廃棄物として処理してください。

●

　歯科診療室でできる、唾液を用いた検査を紹介しましたが、唾液を検査会社に送ってう蝕原性菌を詳細に検査する方法もあります。
　検査結果は、患者さんにもわかりやすいようにまとめて、何がリスクなのかを理解してもらうことで、患者さんの協力が得やすくなります。これにより、ブラッシング指導や食生活習慣の改善へのアドバイスをより的確に行うことができます。

Q35 唾液と歯周病の関係は？

A 唾液の分泌量の減少や口呼吸による揮発は、歯だけではなく、口の粘膜にも障害を引き起こすことがよく知られています。

　唾液には口の粘膜や歯の表面を洗い流す洗浄作用、細菌の増殖を抑える抗菌作用があります（図1）。そのため、唾液の量が減少するとその作用が不十分となり、プラークの付着範囲や付着量が増えます。また、唾液は浮遊している状態の細菌を凝集させ、飲み込むことで口の中から排除しています。

　しかし、唾液の作用は、歯周ポケットの深いところにまでは及びません。ですから、唾液は、主に歯肉縁上のプラークの抑制にかかわっていると考えられます。唾液量の減少で歯肉縁上のプラークの形成が促進されると、それをもとにしてプラークが成熟し、歯周病原細菌を多く含む状態となり、歯周病が発生するリスクに繋がると考えられています。

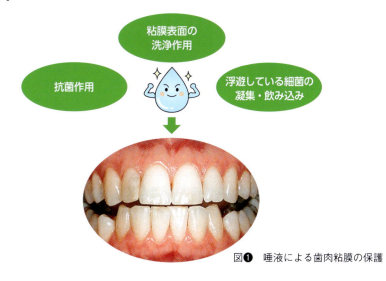

図❶　唾液による歯肉粘膜の保護

唾液とプラーク形成・成熟の関係は？

A. 唾液は、歯の表面にペリクルというタンパク質の薄い膜を作り、歯を酸から保護し、脱灰（リン酸カルシウム塩が歯から溶け出す）を抑制してう蝕の発生を防いでいます。

一方で、ペリクルは、細菌の付着の足場を作り、プラーク沈着の最初のステップとなります。

ペリクルに最初に付着する細菌群（初期定着菌群）は、空気があっても増殖することのできる通性嫌気性菌で、*Streptococcus mitis*（ミーティスレンサ球菌）、*Streptococcus oralis*（オラーリスレンサ球菌）などのレンサ球菌が代表的です。これらは、無害な口腔常在菌と考えられ、歯や歯周組織の障害に直接関係することはありませんが、歯周病を発生・進行させる *Porphyromonas gingivalis*（*P.g.* 菌）、*Actinomyces actinomycetemcomitans*（*A.a.* 菌）などは、初期定着菌群で形成されたプラークに付着して増殖していきます（後期定着菌群）。また *P.g.* 菌は、研究室での培養実験では、歯肉縁上プラークの構成細菌である特殊なレンサ球菌と結合して増殖するという結果も報告されています（図1）。

唾液の減少は、初期定着菌群が主体の歯肉縁上プラークの増加を引き起こし、歯周病原細菌を多く含む後期定着菌群の形成・成熟に繋がっていくと考えられます。

◎**臨床に活かしてほしいポイント**

プラークの成熟を理解すると、歯周病予防のためには初期定着菌群の段階で歯ブラシやデンタルフロスによってプラークを取り除き、後期定着菌群が付着するのを防ぐことが理想的であるとわかります。唾液の洗浄作用、抗菌作用は、初期のプラーク形成を抑制する役割を果たしています。

しかし、多種類の細菌とその代謝産物、食物や血液成分など、さまざまな物質から

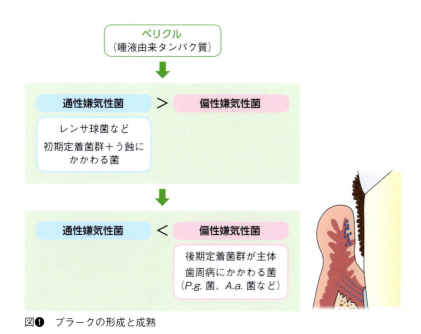

図❶　プラークの形成と成熟

なる成熟したプラークは、バイオフィルムと呼ばれる状態になり、外部からの攻撃に強い抵抗性を示し、唾液の抗菌作用もそのなかにはほとんど及びません。PMTCも加えて取り除き、ペリクルが沈着する最初の段階に戻すことが必要です。

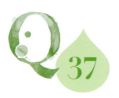 ## 唾液と歯石の関係は？

　大唾液腺の導管の開口部に近い歯面、上顎大臼歯頬側面、下顎前歯舌側面は、唾液の流れがよく、唾液によるう蝕予防効果がその他の部分よりも高いと考えられます。酸によって表面が溶かされた歯面も、唾液に含まれるリン酸カルシウム塩で補修（再石灰化）されます。

　一方で、唾液中のリン酸カルシウム塩は、歯石の成分にもなります。歯石はプラークが石灰化したもので、唾液は歯肉縁上歯石の形成にかかわります（図1）。歯石の表面はざらざらしているので、そこにまたプラークが付着し、石灰化が起こるという悪循環で沈着量が増え、プラークも成熟していきます。そのため、歯肉縁上歯石も、歯周病の発生に関係するバイオフィルムの保持因子となります。

　歯肉縁下歯石は、主に血液に由来する歯周ポケット内の滲出液に含まれるリン酸カルシウム塩によってプラークが石灰化したものです。

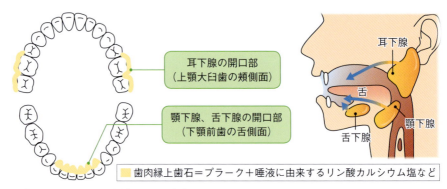

図❶　歯肉縁上歯石が付着しやすい部位

Q38 口呼吸と歯肉炎、歯周炎の関係は？

A　唾液の分泌量は減っていなくても、口呼吸が習慣となって粘膜が乾燥している患者さんは、唇の開いている前歯部の歯肉が赤く腫れていることがあります（図1）。この部分は、空気に直接触れることによって乾燥がとくに強く、発赤や表面の光沢、腫脹などが限局してみられる特徴的な歯肉炎が発生します。また、表面を覆う粘膜上皮が薄くなって傷つきやすいため、細菌感染による炎症が生じ、発赤や腫脹がさらに増すことにもなります。

さらに、口呼吸によって歯肉が乾燥すると、歯肉溝や歯周ポケット内の細菌、血液に由来する滲出物の排出が滞ります。そのために、細菌や好中球がもっているタンパク分解酵素が溜まって組織の破壊を促進し、歯肉炎から歯周炎への発生にもかかわると考えられています。

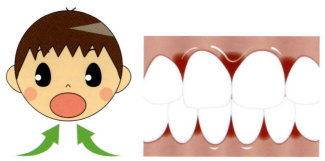

図❶　口呼吸による前歯部歯肉の発赤と腫脹

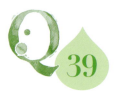

Q39 唾液を用いる歯周病の検査とは？

A　歯周病の基本検査は、歯周ポケットの深さ、プロービング時の出血（BOP）と歯の動揺度の測定です。これらは、歯周病がどの程度進んでいるのか、いまの活動性はどの程度かという、炎症によって歯周組織が破壊された結果を評価する検査です。一方で、歯周病の原因の評価としては歯周病原細菌を調べます。検査の材料には、プラークと唾液があります。プラークでは採取した部位の評価、唾液では口のなか全体の評価となります。

　歯周病原細菌は培養が難しいため、菌の遺伝子を調べる方法が一般的です。人工的に遺伝子を増やす（増幅させる）装置など、専門的なシステムが必要なので、検査会社に検体（唾液）を送り、1～2週間後に解析した結果を受け取ります。

　たとえば、サリバチェックラボ歯周病原細菌検査（ジーシー）では、レッドコンプレックス（歯周病との関連が深い*P.g.*菌、*Treponema denticola*：*T.d.*菌、*Tannerella forsythia*：*T.f.*菌）と*A.a.*菌、*Prevotella intermedia*（*P.i.*菌）の5種類の菌の量を調べることができます（**図1**）。専用のガムを5分間嚙み、採取用カップに唾液をすべて吐き出し、そのなかからスポイトで唾液を「検体輸送容器」に入れ、しっかり蓋をして申込書と必要事項を記入した質問用紙とともに送ります。

　唾液中の細菌数は、飲食や口腔清掃、起床時など、条件によって大きく変動します。一人の患者さんのデータを過去と現在、治療前と治療後などで比較するためには、いつも同じ条件で採取することが大切です。歯磨きや飲食後1時間以上経ってから、また、抗菌成分が入っている洗口液を使用した日には行わないなどに注意することが必要です。

　歯肉からの出血の程度を、唾液を用いて調べる方法もあります。BOPは検査する部位ごとの評価ですが、唾液を用いると1口腔単位の評価になります。ペリオスクリーン「サンスター」（サンスター）では、ヘモグロビン（赤血球中の鉄を含むタンパ

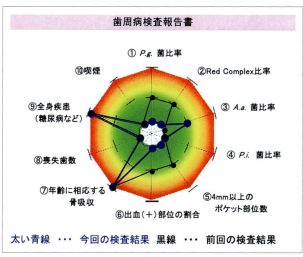

図❶　サリバチェックラボによる歯周病検査報告書の例（赤：注意、緑：良好）

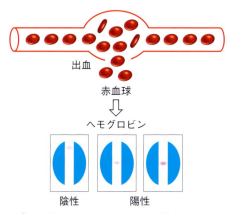

図❷　唾液を用いて出血を調べる検査

ク質）と特異的に反応する抗体を含む試験紙に、採取した唾液を水で希釈したものか洗口液を浸します。そして、5分後に赤紫色のラインの有無と濃さを見て判定します（図2）。出血がない状態（陰性）が正常です。

Q40 唾液と口臭の関係は？

　　A　口臭は、口から吐き出される息、呼気の中に含まれるにおいです。ニンニクやアルコールなどの摂取後に発生するにおいは、「食物由来口臭」ともいわれますが、これらは体内に原因のある本当の口臭ではありません。

　ある程度の口臭は誰にでも認められ、「生理的口臭」と呼ばれます。生理的口臭は、起床時や空腹時に強く、唾液の量が減っている時間帯に一致します。生理的な程度を越えて不快に感じるほどのにおいになると「病的口臭」と呼ばれ、原因に応じた対処が必要になります。

　口臭の主な成分は、揮発性硫黄化合物（VSC）で、メチルメルカプタン（野菜の腐ったようなにおい）、硫化水素（卵の腐ったようなにおい）、ジメチルサルファイド（ゴミのにおい）などが混合して独特の不快なにおいとなります。

　口臭は、鼻、喉、肺、胃などの口腔以外の部位の疾患に由来する場合もありますが、ほとんどは口のなかに原因があります。口臭の主な発生源は歯周病と舌苔で、とくに舌苔の増加には唾液の減少が大きくかかわっています（**図1**）。

　舌苔は、舌の表面に付着した白～黒色の苔状の物質です。舌の粘膜上皮は、そのほかの部分の口腔粘膜とは異なり、舌乳頭という細かい凹凸があります。そこに口腔細菌、食物残渣、剥離した上皮細胞や唾液の成分などが付着したものが舌苔です。正常時は、舌の先と縁を除いた部分に白い舌苔がわずかにみられる程度です。しかし、風邪を引いたときや過労気味のときには、免疫力が低下して口腔細菌が増えることも関係し、舌苔が増加します。その他にも、糖尿病などの全身疾患、加齢や喫煙なども舌苔の増加に繋がります。

　さらに、唾液の分泌量が少なかったり、口呼吸で唾液が揮発してしまったりすると、唾液の洗浄作用、抗菌作用が十分に働かなくなり、舌苔の量が増えて厚くなり、付着する範囲も広くなります。舌苔の中にはさまざまな細菌が含まれ、とくに口臭に関係

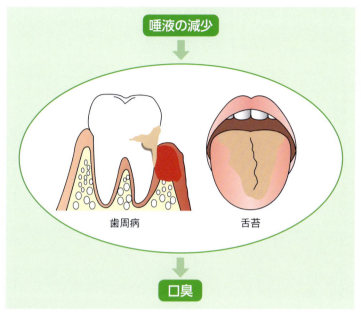

図❶　唾液の減少と口臭との関係

する菌の多くは、嫌気性菌でタンパク質を分解する菌です。厚い舌苔では内部の酸素は少なく、嫌気性菌が増殖しやすい環境になります。唾液量、とくに安静時唾液の減少は、舌苔の付着との関係が深く、口臭の成分である揮発性硫黄化合物のレベルが高くなることが報告されています。

◎臨床に活かしてほしいポイント

　ネバネバした舌苔は、唾液量が少ない人や唾液の粘稠性が高い人に多い傾向があり、少量でも口臭の原因になる場合があります。舌ブラシを使用しても除去が難しく、強い力でこすると粘膜を傷つけてしまいます。口腔乾燥の改善も含めて、舌苔を付きにくくする対策が必要になります。

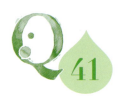

Q41 唾液腺に発生する病気にはどんなものがあるの？

A. 歯科で治療する疾患は、う蝕と歯肉・歯周組織に発生する根尖性歯周炎、歯肉炎、辺縁性歯周炎が代表的ですが、舌、口唇、頬粘膜などの軟組織や骨に生じる病気もあります。そして、唾液腺に発生する病気も、歯科で扱う対象となります。

唾液腺疾患には、大きく分けて「腫瘍」と「非腫瘍」があります。腫瘍は良性腫瘍と悪性腫瘍（がん）に分けられます。稀に悪性の唾液腺腫瘍が原因で亡くなることもあります。

非腫瘍には、炎症（唾液腺炎）、唾石症、嚢胞などがあります（**表1**）。

病気ではありませんが、加齢に伴って生じる変化（たとえば萎縮や、脂肪組織で唾液腺が置き換えられる）などもあります。

表❶　非腫瘍の主な唾液腺疾患

炎症（唾液腺炎）	ウイルスや細菌の感染、自己免疫（免疫システムが自分の唾液腺を攻撃する）によって唾液腺の組織が壊される
唾石症	唾液腺や導管の中に石のような硬いものができる
嚢胞	唾液を溜めた袋ができる

Q42 唾液腺の炎症にはどんな病気があるの？

A.

1．おたふくかぜ

　最もよく知られている唾液腺の炎症は、おたふくかぜです。流行性耳下腺炎とも呼ばれ、ウイルスの感染によって、片側あるいは両側の耳下腺、顎下腺が腫れ、「おたふく」のような顔つきになります（図1）。

　感染の経路は、患者さんの咳やくしゃみに含まれるウイルスを吸い込む飛沫感染と、ウイルスが付着した手で口や鼻を触る接触感染です。インフルエンザと同じ感染経路といえます。10歳未満、とくに3、4歳の子どもに多く発生します。ワクチン接種で予防することができますが、日本ではおたふくかぜのワクチンは任意接種（接種の費用を個人が支払う必要がある）であるため、麻疹など公費で受けられる定期接種に比べて接種率が低く、3〜6年周期で流行しています。

　ウイルスが身体の中に入ってから症状が出るまでの潜伏期は、2〜3週間です。発熱とともに、両側あるいは片側の耳の下に痛みと腫れが生じます。ウイルスを殺す薬はなく、安静にして症状を軽くする治療（対症療法）を行います。熱や痛みに対して

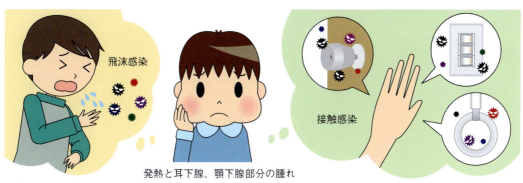

発熱と耳下腺、顎下腺部分の腫れ

図❶　おたふくかぜ（流行性耳下腺炎）

は鎮痛解熱剤の投薬、腫れて痛むところは冷やしたり、脱水症状がみられたら輸液を行います。通常は1〜2週間で症状が治まります。思春期以降に感染すると、幼少期よりも症状が重くなる傾向があります。稀に、無菌性髄膜炎（脳や脊髄を覆う膜の炎症）や難聴、睾丸炎などが生じます。睾丸炎は、男性の不妊の原因になることがあります。なお、感染した人のうち30〜35％は症状が表れません（不顕性感染）。

　おたふくかぜの予防方法は、ワクチン接種しかありません。これまでにおたふくかぜに罹ったことがなく、ワクチン接種をしていない（＝身体の中におたふくかぜのウイルスに対する抗体がない）場合は、家族や患者さんからの感染を防ぐためにワクチン接種を受けましょう。自分におたふくかぜの抗体があるかどうかは、病院で調べることができます。

図❷　シェーグレン症候群に伴う症状

2．シェーグレン症候群

　自分の免疫システムが、誤って唾液腺と涙腺を攻撃して炎症が起こり、唾液や涙を作る組織を破壊してしまう自己免疫疾患です。シェーグレン症候群は、口腔乾燥とドライアイを引き起こす代表的な病気です（**図2**：詳しくはQ12参照）。

　以前は珍しい病気と考えられていましたが、最近では国内に10〜30万人ほど罹患者がいるのではないかと推測するデータもあります。40歳以降の女性に多く発生（約95％以上）し、唾液腺、涙腺がリンパ球によって破壊されてしまいます。唾液の分布量が少なくなるとともに、涙も減ってドライアイの症状が現れます。

　原因は不明ですが、体質、ウイルスなどの外来性の因子、免疫異常と女性ホルモンが関連し合って発症すると考えられています。い

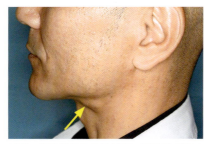
図❸　慢性硬化性唾液腺炎。顎下腺が硬く腫れている

まのところ、予防する方法や根本的に治す方法はなく、口や目の乾燥を軽減させる治療が中心になります。リウマチや全身性エリテマトーデスなど、他の自己免疫疾患も生じていることがあるので、臨床的に疑われる場合には、その検査も行います。

3．慢性硬化性唾液腺炎

　主に顎下腺に発生します。片側、稀に両側の顎下腺が徐々に腫れて硬くなります（図3）。痛みはありません。硬い腫れは、腫瘍の症状と似ているので、「キュットネル腫瘍」と呼ばれることもありますが、腫瘍ではありません。原因は不明ですが、唾石による唾液の排出障害やIgG4関連疾患の症状である場合もあります。唾液腺がリンパ球や形質細胞などの慢性炎症細胞浸潤を伴い、膠原線維に富む結合組織で置き換えられてしまいます。治療は、原因によって異なり、唾液腺の摘出やステロイドの投薬になります。

4．IgG4関連疾患

　免疫グロブリン（immunoglobulin：Ig）の一種である、IgG4の血液中の値が高くなる疾患です。IgG4を作る形質細胞が増え、膵臓、唾液腺、涙腺など、全身のいろいろな臓器が腫れたり、硬くなるのが特徴です。2000年代に日本人の研究者によって発見され、その存在が広く知られるようになりました。国内の患者数は、約1〜2万人と推測されています。唾液腺では、両側の耳下腺や顎下腺が腫れます。原因は不明で、何らかの免疫異常がかかわっていると考えられています。

　治療方法はステロイドの投薬です。腫れがすみやかに解消することが多いのですが、再燃することもあります。

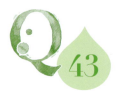
Q43 唾石症ってどんな病気？

　唾液腺の中や唾液腺と口を結ぶ導管の中に硬い石のようなもの（唾石）ができ（図1）、唾液の流出を妨げることがあります。これが唾石症で、唾液腺には炎症がみられます。

　顎下腺に発生することが多く、唾液の流出障害が強いと、食事中に唾液腺内で作られた唾液が唾液腺内に溜まってしまい、顎下部に強い痛みと腫れが生じます。食事後、しばらくすると症状は治まります。唾石ができる原因は不明ですが、唾液が停滞しやすい状態になり、そこにリン酸カルシウム塩が沈着して硬くなっていきます。X線写真でないとわからない小さなものから数cmのものまで、大きさはさまざまです。

　小さな唾石は、唾液とともに自然に口の中に出てくることもありますが、導管を開いて取り除いたり、唾液腺と一緒に摘出する必要がある場合もあります。

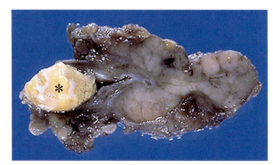
図❶　唾石症。大きく拡張した導管の中の唾石（＊）

Q44 唾液腺の嚢胞はどうしてできるの？

唾液が口の中に分泌されずに、組織の中に漏れ出て溜まると袋状になります。この袋状のものが、粘液貯留嚢胞です。好発部位は下唇で、舌尖の裏側にできることもあります（**図1**）。歯が当たりやすい部分で、小唾液腺が傷つくことによると考えられており、子どもに多くみられます。小さくて軟らかい水ぶくれのような腫れができ、「潰れて液体が出た」という訴えがある場合には、粘液貯留嚢胞の可能性が高いです。

組織の中に漏れてしまった唾液は、邪魔者なのでマクロファージに食べられます（貪食）が、処理しきれずに溜まったものは嚢胞となります。潰れて小さくなっても、唾液が漏れているとまた大きくなっていきます。治療方法は、唾液が漏れている部分も含めた切除です。

顎下腺や舌下腺の導管が傷ついて唾液が漏れると、口腔底に大型の粘液貯留嚢胞ができます。これは「がま腫」と呼ばれ、カエルの喉の部分がふくれているのと似ていることから、名づけられました（**図2**）。

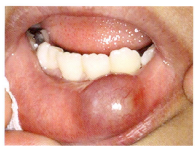 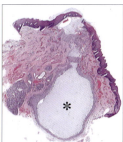

図❶　粘液貯留嚢胞。漏れ出た唾液を入れた嚢胞（＊）

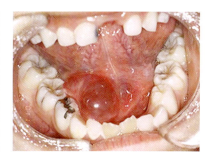

図❷　がま腫

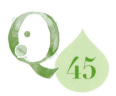

唾液腺の腫瘍にはどんなものがあるの？

A. 唾液腺腫瘍は、身体全体に発生する腫瘍の約1％と稀なものです。唾液腺腫瘍の60〜80％は耳下腺に発生しますが、顎下腺、舌下腺や口腔の小唾液腺にもできることがあります。

唾液腺腫瘍の大きな特徴は、発生する部位によって良性と悪性の比率が違うことです。耳下腺の腫瘍は、良性のものが多いのに対し、口腔の小唾液腺や顎下腺では、良性と悪性の腫瘍がほぼ同頻度で発生し、舌下腺では2/3以上が悪性です。また、小唾液腺では、舌、口腔底、後臼歯部（下顎臼歯の後方）に発生する腫瘍の約90％が悪性です。

良性腫瘍は、ゆっくりと大きくなる腫瘤を作り、痛みや周囲の組織との癒着はありません（可動性：図1a）。一方、悪性腫瘍は増殖の速度が高く、痛みやしびれが生じたり、周囲の組織に広がります。耳下腺の場合は皮膚に、小唾液腺の場合は口腔の粘膜に潰瘍を作ることもあります（図1b）。ただし、悪性の唾液腺腫瘍でもゆっくりと大きくなるものがあるので、要注意です。また、長期間治療をせずに放置していた腫瘤が急に大きさを増し、痛みやしびれを自覚するようになった場合には、良性腫瘍が悪性化した可能性が高くなります。

良性腫瘍で最も多いは多形腺腫で、口腔では口蓋に好発します。30〜40歳代に好発し、女性にやや多くみられます。歌手のアグネス・チャンさんが罹患したのもこの腫瘍と報道されました。

次に多い良性腫瘍は、ワルチン腫瘍です。ほとんどが耳下腺に発生します。中高年の男性に多く、両側にできることもあります。昔話の「こぶとりじいさん」で、おじいさんのほっぺた（耳下腺部分）にできたこぶは、ワルチン腫瘍だったのではないかという説があります（ちなみに、よいおじいさんから取ったこぶを、悪いおじいさんに付けたというエピソードがありますが、こぶを移植して拒絶反応がなかったならば、

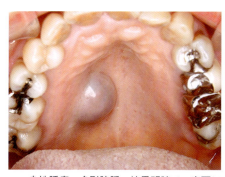
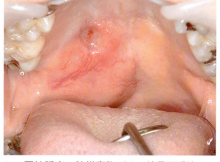

a：良性腫瘍；多形腺腫。境界明瞭で、表面に潰瘍はない

b：悪性腫瘍；腺様嚢胞がん。境界不明瞭で、表面に潰瘍を形成

図❶a、b　唾液腺の腫瘍

２人は遺伝子が同じ一卵性双生児だった可能性も？……)。

　悪性腫瘍で多いのは、粘表皮がんと腺様嚢胞がんです。粘表皮がんは悪性腫瘍ですが、手術で完治することが多く、転移が少ない悪性度の低い腫瘍です。一方、腺様嚢胞がんは、ゆっくりと大きくなり、一見すると良性腫瘍のように思えますが、転移しやすく、最終的には死亡することが多い腫瘍です。そのため、「羊の皮を被った狼」と表現されます。どちらも口腔の小唾液腺にも発生し、粘表皮がんは子どもにもみられることがあります。

●

　唾液腺の病気のなかには、治療が遅れると死に至るものもあります。患者さんと接するときには、唾液腺の病気にも注意を払うようにしましょう。

唾液を用いる多項目口腔検査とは？

　唾液は唾液腺で作られ、口の中に分泌されます。そのため、全唾液（口腔から採取する唾液）には、口腔に由来するいろいろなものが含まれています。そこで、唾液そのものの性状の検査（分泌量、緩衝能）に加えて、口の状態の検査（う蝕原性菌、歯周病原細菌、出血など）にも用いられています。近年では、唾液に含まれている微量な成分を測定する技術が開発され、口腔の健康状態に関するより多くの項目の検査を、簡便に行うことができるようになりました。

　また、唾液は血液の代わりとしてストレスなどの評価に用いられたり、口腔以外の病変のリスク判定や診断に利用する試みも進められています（図1）。

　多項目口腔検査は、う蝕、歯周病、口腔の清潔度に関する検査を、チェアーサイドで同時に、短時間で行うことを目的として開発されました。SMT（Salivary Multi Test：ライオン）では、10秒間洗口して採取した液を1本のストリップスに滴下し、う蝕関連項目（う蝕原性菌、酸性度、緩衝能）、歯周病関連項目（白血球、タンパク質）、口腔清潔度関連項目（アンモニア）の6項目を色調の変化によって評価します（図2）。

口の状態の検査	ストレス関連検査	遺伝子検査
う蝕リスク検査 歯周病関連検査 口腔清潔度検査	コルチゾール クロモグラニンA α-アミラーゼ活性	がん、生活習慣病 などのリスク評価 個人の特定（DNA鑑定）

ウイルス検査		全身疾患のスクリーニング
ヒト免疫不全ウイルス （HIV）感染		悪性腫瘍

═══ 日本で行われている検査　　┄┄┄ 海外で行われている、あるいは研究中の検査

図❶　唾液を用いる検査

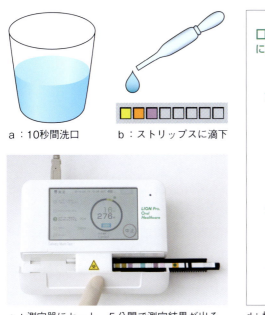
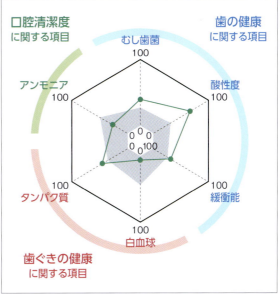

a：10秒間洗口
b：ストリップスに滴下
c：測定器にセット。5分間で測定結果が出る
d：検査結果報告書（一部）

図❷　多項目口腔検査（Salivary Multi Test：ライオン）

　ストリップスを専用の機器にセットし、5分間で測定できるので、診療当日に結果がわかります。う蝕原性菌の判定には、レサズリン指示薬（う蝕原性菌が増殖すると還元性が高くなり、青色から赤～無色に変化することを利用してう蝕原性菌の活動性を判定）が使用されます。その他の項目は、尿や血液の検査に用いられている試験紙と類似のものが使用されます。アンモニアの濃度は、口腔内の総細菌数と相関しており、口腔の清潔状態の評価として用いることができます。

　結果は、それぞれの項目の数値とともに、視覚的にわかりやすいレーダーチャートにまとめて表示されます。医療者と患者さんが情報を共有し、今後の改善点や口腔衛生指導によってどのくらい改善したかを客観的に示す資料となるため、モチベーションの維持にも役立ちます。

Q47 唾液でできるストレス検査にはどんなものがあるの？

A 現代はストレス社会といわれます。多くの人がストレスに悩み、それが原因で神経精神疾患になる人は増加傾向で、大きな問題となっています。

ストレスとは、外部から生体に加えられるさまざまな刺激によって生じる歪みと定義されています。ストレスを引き起こす刺激をストレッサーと呼びます。ストレッサーは、物理的（暑い、寒い、騒がしいなど）、化学的（たばこ、毒物など）、生物学的（感染、栄養不足など）、精神的（対人関係、業績評価など）なものに分類されます。

このなかで、最も対処が難しいのが精神的ストレッサーです。精神的ストレッサーによって、不安、緊張、イライラ、怒りなどのストレスが生じ、さらに高血圧や十二指腸潰瘍など、さまざまな病変の発症や悪化にかかわることがあります。また、舌痛症、ブラキシズム、顎関節症、口腔乾燥症など、口腔領域に発生する疾患や症状とも密接に関連していることが報告されています。

長期にわたってストレスに晒され続けると、うつ病や自殺のリスクが懸念されます。そのため、ストレスの程度を早期に評価して、適切に対処することが求められています。

ストレッサーは大脳皮質で感知され、そこから視床下部を介して内分泌系と自律神経系で副腎に伝えられます。そして、副腎からコルチゾール、アドレナリン、ノルアドレナリンなどのホルモンが血液に分泌されます（図1）。また、アドレナリンやノルアドレナリンは、唾液腺にあるβ-受容体に結合し、唾液中のα-アミラーゼなどのタンパク質の分泌が増加します。

このように、ストレスと関係して増加する物質（ストレスマーカー）は、唾液によって測定できます。唾液による測定は、採取時に痛みがないため、痛みによるストレスの影響がなく、ストレスマーカーの評価に適しています。

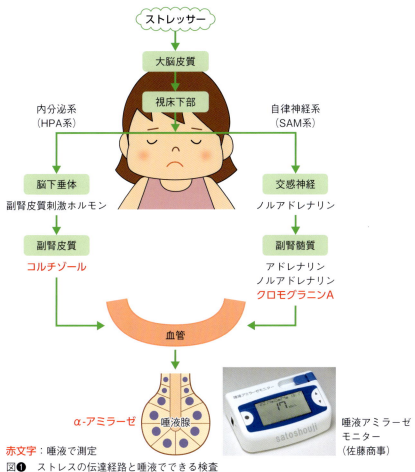

図❶ ストレスの伝達経路と唾液でできる検査

1．コルチゾール

　内分泌系（HPA系：視床下部―脳下垂体―副腎皮質の頭文字を取った略称）によって副腎皮質から血液に分泌される代表的なホルモンで、ストレスホルモンとも呼ばれています。

唾液中のコルチゾール濃度は、血中の濃度との高い相関性を示し、唾液の流出速度や唾液中の酵素による影響を受けないので、唾液で測定可能なストレスマーカーとして用いられています。検査の際には、自然に出てくる唾液（安静時唾液）を保存用のチューブに入れます。コルチゾールの濃度は、朝が高く、午後には低くなるという日内変動があるため、起床時に唾液を採取するのが適しています。

2．クロモグラニンA

　自律神経系（SAM系：交感神経―副腎髄質の頭文字を取った略称）では、交感神経の活動が高まってノルアドレナリンが分泌され、副腎髄質からアドレナリン、ノルアドレナリンの血液中への分泌が促進されます。そのときに、副腎髄質の細胞から一緒に分泌されるクロモグラニンAも、自律神経系の活動を示す指標とされています。

　唾液中のクロモグラニンAの濃度は、コルチゾールとは異なり、血中の濃度との相関性に問題があることが報告されています。一方で、顎下腺の導管部から自律神経の刺激によって分泌されることがあきらかになり、精神的ストレスの新しいマーカーとして最も多く測定されています。

　さらに、コルチゾールよりも早い段階で上昇し、ストレスの解除によってすぐに減少することも報告されています。起床時に最も値が高く、その後減少する日内変動があるため、唾液を採取する時間帯に注意する必要があります。

3．α‐アミラーゼ活性

　自律神経系の活動が亢進し、その結果として唾液腺からα‐アミラーゼなどのタンパク質の分泌が増加します。唾液腺で産生される物質で、とくにアミラーゼは唾液中の量が多く、チェアーサイドで活性を測定できる検査機器も市販されています。唾液アミラーゼ活性にも日内変動があり、朝は低く、午後に上昇して、就寝前にはまた低くなるというリズムを示します。また、急性のストレスに対する変化が大きく、その評価に応用されています。

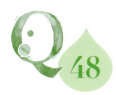 **Q48 唾液でできる遺伝子検査とは？**

A. 身体の設計図に相当する遺伝子の情報を解析すること（遺伝子検査、DNA検査）で、遺伝による体質や、将来どういう病気になりやすいかを推測する試みが、近年行われています。病気は、遺伝子と生活習慣（環境因子）によって発症の可能性や発症時期、程度が決まるといわれています。そのため、遺伝子検査によって自身の遺伝的な特徴を知ることは、予防に必要な生活習慣の改善に役立つ可能性があります。

遺伝子検査は、血液に含まれる白血球の核からDNAを抽出するのが一般的です。一方、唾液にも白血球や口腔粘膜から剥がれた上皮細胞が含まれているので、血液に代わって使用できます（**図1**）。

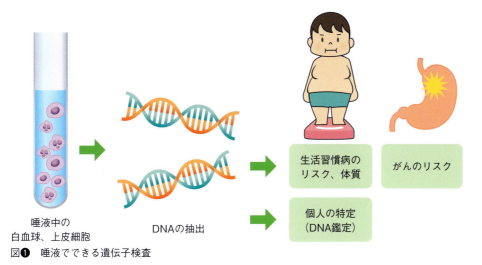
図❶　唾液でできる遺伝子検査

DeNA ライフサイエンスや湧永薬品など、さまざまな企業が唾液を用いた検査を受託しています。たとえば、DeNA ライフサイエンスの MYCODE（遺伝子検査）では、胃がん、大腸がん、肺がんなどの悪性腫瘍や、心筋梗塞、高血圧、糖尿病などの生活習慣病、その他にもアルツハイマー病、円形脱毛症、骨粗鬆症、肥満、長生きなどの体質を評価しています。検査キットを購入し、唾液を採取して送ると、検査結果を Web でみることができます。

　なお、検査結果は、いま現在病気に罹患しているかどうかではなく、日本人の平均に比べて将来のリスクがどれだけ高いか、その傾向を表しているにすぎないことに注意が必要です。また、企業によって結果が異なることも指摘されています。これは、血液を使った遺伝子検査の結果でも同様です。

　唾液を使った遺伝子検査は、個人の特定（誰であるかを決める）にも用いることができます。たばこの吸い殻に付着していた唾液で DNA 鑑定を行い、犯人を特定した例もあります。また、遺伝子検査ではありませんが、唾液中には血液型物質が含まれているので、ABO 式血液型の判定ができます。

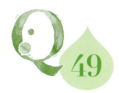

Q49 唾液で病気の診断ができるの？

HIV（ヒト免疫不全ウイルス）は、エイズの原因ウイルスです。かつてエイズは治療法がなく、死に繋がる恐ろしい病気というイメージがありましたが、現在では抗HIV薬の研究が進み、適切な薬を飲み続けることで、HIV感染患者の生命予後は飛躍的に延びています。

とはいえ、感染の早期発見は重要です。とくにHIVの感染は長期間症状が現れないため、検査をしないと治療開始が遅くなってしまうことがあります。HIVの感染は、血液でHIVに対する抗体を調べるのが一般的ですが、唾液を使った抗体検査キットも開発され、米国では市販されています。また、抗体よりも早期に感染がわかるHIVウイルス粒子を高感度で検出する方法も報告されています。まだ実用段階ではありませんが、唾液で感染初期の診断が可能になることも期待されます。

悪性腫瘍の早期発見にも、唾液が使えるのではないかという研究も行われています。慶應義塾大学のグループでは、唾液に含まれているアミノ酸や糖など500種類以上の成分を測定し、その変化により大腸がん、膵臓がんなどを発見できるかどうか、大規模なデータの収集を実施しています。

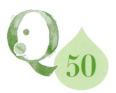

私たちと唾液の今後の展開は？

 唾液は、口腔環境や口腔機能の維持に欠かせないものであり、口腔を介して全身や心の健康に寄与しています。

近年、いろいろな原因で唾液量が減少し、それによる症状に悩む人が増えています。とくに口腔管理や口腔ケアの専門家である歯科衛生士には、歯や歯周組織と同じように唾液についても関心と知識をもち、それらを臨床の場で活かしてほしいと思います。唾液腺の発達を促進し、唾液の分泌を維持する方法を患者さん一人ひとりの年齢や状況に応じて積極的に指導し、唾液が「口から食べる喜び」、「会話する楽しみ」に繋がることを患者さんに伝えましょう。もちろん、唾液量の減少で苦しんでいる患者さんの理解者となって、専門的な対応で口腔環境の悪化を予防することも大切です。

また、唾液の有用性は、検査の材料としても認められています。痛みを与えることなく、容易に採取できる唾液は、う蝕や歯周病などの口腔疾患のリスク診断に有益な情報を与えてくれるだけではなく、血液に代わる検査の材料として、全身疾患のリスクや診断にも利用できることがあきらかになりつつあります。唾液は、医療の発展に繋がる大きな可能性を秘めているのです。患者さんが予防やメインテナンスで歯科医院に来院したときに「唾液で健康診断もしておきましょうか」という時代が来るかもしれません。

おわりに

　本書は、唾液や唾液腺について基礎的なことからすぐに臨床に活用できることまでを、1冊のコンパクトな形にまとめたいという思いで作りました。DHの皆様の側に置いていただけるかわいい本ができました。

　デンタルダイヤモンド社様のご協力を得て、DHstyle 2015年3月号に特集「唾液のチカラ」として執筆した内容を、Q&A形式で項目ごとにわかりやすく、より詳しく解説するという目的で、2016年4月号から1年間にわたって連載させていただいた「唾液なるほど学」では、執筆者である私自身も唾液や唾液腺についての知識を深めることができました。また、唾液がこれからさらに注目されることにも確信をもちました。それをまとめたこの本は、歯科医師であり、唾液腺や唾液を使った検査を日常的に行っている私たちにとって記念の1冊です。

　デンタルダイヤモンド社の木下裕介様、田村昭一様には、これまで数々のご助言やご協力をいただきました。本書の出版に当たり、改めてお礼を申し上げます。

　最後に、唾液に興味をもち、この本を手に取ってお読みいただいた皆様に、心からのエールと感謝をお送りします。本書が、皆様のこれからの日常診療のアシスタントとしてお役に立てれば幸いです。

2017年3月

小川郁子　北川雅恵

●著者プロフィール

小川郁子（おがわ いくこ）

1979年	広島大学歯学部 卒業
1991年	広島大学 歯学博士
1994年	広島大学歯学部附属病院 講師
2006年	広島大学病院 診療准教授

【所属学会】（役職）
日本口腔検査学会（理事）
日本臨床口腔病理学会（理事）
日本病理学会（評議員）
日本唾液腺学会（評議員）

【著書】
最新歯科衛生士教本 臨床検査. 医歯薬出版, 東京,
2012.（分担執筆）
歯科医師とスタッフのための臨床検査 安全な口腔
保健・医療に向けて. 医歯薬出版, 東京, 2012.（分
担執筆）
腫瘍病理鑑別診断アトラス 頭頸部腫瘍Ⅰ・Ⅱ. 文
光堂, 東京, 2015.（分担執筆）
徹底レクチャー 唾液・唾液腺. 金原出版, 東京,
2016.（分担執筆）
ほか多数

北川雅恵（きたがわ まさえ）

2001年	広島大学歯学部 卒業
2005年	広島大学 歯学博士
同年	広島大学大学院 助手
2006年	広島大学病院 助手
2007年	広島大学病院 助教
2012年	広島大学病院 診療講師

【所属学会】（役職）
日本臨床口腔病理学会（評議員）
日本口腔検査学会
日本臨床細胞学会
日本歯周病学会
日本歯内療法学会
ドライマウス研究会
International Association for Dental Research

唾液のチカラQA

発行日	2017年4月1日 第1版第1刷
著 者	小川郁子 北川雅恵
発行人	濵野 優
発行所	株式会社デンタルダイヤモンド社
	〒113-0033 東京都文京区本郷 3-2-15 新興ビル
	電話 = 03-6801-5810 ㈹
	http://www.dental-diamond.co.jp/
	振替口座 = 00160-3-10768
印刷所	能登印刷株式会社

ⓒ Ikuko OGAWA, 2017

落丁、乱丁本はお取り替えいたします

● 本書の複製権・翻訳権・上映権・譲渡権・公衆送信権（送信可能化権を含む）は㈱デンタルダイヤモンド社が
　 保有します。

● JCOPY 〈㈳出版者著作権管理機構 委託出版物〉
本書の無断複写は著作権法上での例外を除き禁じられています。複写される場合は、そのつど事前に㈳出版者著
作権管理機構（TEL:03 3513-6969、FAX:03-3513-6979、e-mail:info@jcopy.or.jp）の許諾を得てください。